AF619708

TRAITÉ PRATIQUE DE L'HYDROPISIE ET DE LA JAUNISSE,

DÉVELOPÉ PAR L'EXPÉRIENCE;

Auquel on a joint quelques Observations Anatomiques & Pratiques de quelques Médecins sur d'autres maladies.

Par M. MARQUET, Doyen du Collége Royal des Médecins de Nancy.

Revu par M. BUCHOZ, Aggrégé aussi dudit Collége.

A PARIS,
Chez HUMBLOT, Libraire, rue S. Jacques, près S. Ives.

M. DCC. LXX.

Avec Approbation & Privilege du Roi.

PRÉFACE.

CET Essai sur l'Hydropisie & la Jaunisse, que nous mettons au jour, est le résultat de la Pratique du Docteur Marquet, Doyen du College Royal des Médecins de Nancy ; nous avons fait précéder la théorie de l'Hydropisie aux Observations de ce Médecin, & nous y avons joint quelques-unes de nos Observations pratiques; peut-être que la Théorïe qui se trouvera éparse dans les Observations que nous rapporterons, ne plaira pas à quelques Modernes ; mais ce n'est pas ici à la Théorie qu'il faut uniquement s'attacher, c'est plutôt à la Pratique heureuse du Médecin qui nous les donne, par laquelle on peut juger de ses succès ; puisque parmi quarante-cinq Observations qu'on trouvera rapportées sur l'Hydropisie, on remarquera la guérison de tous les malades dont il est question. La Jaunisse est ordinairement messagere de l'Hydropisie, c'est ce qui nous a engagé de l'associer à cette derniere ;

nous avons pareillement fait précéder la Théorie de cette maladie, après quoi nous avons rapporté les Obſervations pratiques du Docteur Marquet & les nôtres.

Nous avons joint à la fin de cet Ouvrage, quelques Obſervations Anatomiques & Pratiques, curieuſes & intéreſſantes ſur différens ſujets, par pluſieurs Médecins de la Lorraine, entr'autres par M. Bagard, qui a fait, & qui eſt même encore, l'ornement de la Médecine, dans la Province qu'il habite.

TRAITÉ

TRAITÉ SUR L'HYDROPISIE ET LA JAUNISSE.

PREMIERE PARTIE.

DE L'HYDROPISIE.

L'HYDROPISIE, en général, est un amas contre nature d'humeur sereuse, chyleuse ou lymphatique dans plusieurs ou seulement dans quelques parties du corps. On divise l'Hydropisie en particuliere & en universelle; l'universelle s'appelle Anasarque ou Leucophlegmatie, & s'étend par-tout le corps: l'Hydropisie particuliere n'a son siege que dans quelques parties; quand elle occupe la tête, elle se nomme Hydrocephale ; lorſqu'elle affecte la poitrine, elle eſt connue ſous le nom d'Hydropiſie de poitrine ; on lui donne le nom d'Aſcite, lorſque l'amas d'eau ſe forme dans le bas-ventre ; quand elle occupe l'uterus, elle change auſſi de nom & s'appelle pour lors Hydropiſie de l'ovaire ; enfin on la nomme Hydrocele, lorſqu'elle occupe le ſcrotum. L'Hydropiſie du bas-ventre eſt humide ou ſeche ; elle eſt humide lorſqu'elle provient uniquement d'un amas d'eau qui s'eſt formé dans ſa capacité, & pour lors elle retient le nom d'Aſcite ; mais elle ſe nomme tympanite lorſqu'elle eſt ſeche ; c'eſt-à-dire, lorſqu'elle provient d'un ſimple amas de vents.

Nous diviſerons cette premiere Partie en deux paragraphes ; le premier comprendra neuf Chapitres : nous parlerons dans le premier Chapitre de l'Hydropiſie anaſarque ou Leucophlegmatie ; dans le ſecond, de l'Hydrocephale ou de l'Hydropiſie de la tête ; dans le troiſieme, de l'Hydropiſie de poitrine ; dans le quatrieme, de l'Hydropiſie du pericarpe ; dans le cinquieme, de l'Hydropiſie du bas-ventre ou aſcite ; dans le ſixieme, de la Tympanite ; dans le ſeptieme, de l'Hydromphale ou de l'Hydropiſie du nombril ; dans le huitieme, de l'Hydropiſie de l'ovaire & de la matrice ; dans le neuvieme enfin, de l'Hydrocele ou de l'Hydropiſie du ſcrotum. Le ſecond paragraphe comprendra les Obſervations pratiques du Docteur Marquet avec les nôtres.

CHAPITRE PREMIER.

De l'Hydropisie anasarque ou leucophlegmatie.

L'ANASARQUE est une espece d'Hydropisie qui a des symptômes très-caractéristiques ; la peau du malade est bouffie & enflée, elle retient l'impression du doigt, & on remarque, toujours dans la personne affectée une langueur, une pâleur, une difficulté de respirer & d'autres symptômes propres à la cachexie.

Quoiqu'on confonde ordinairement l'anasarque avec la leucophlegmatie, cependant elles different l'une de l'autre ; dans la leucophlegmatie les eaux sont accumulées & croupissent dans les cellules adipeuses, ce qui occasionne la pâleur. Dans l'anasarque, la corruption du sang est beaucoup plus grande que dans la leucophlegmatie, la couleur de la peau & de la chair est beaucoup plus altérée, elle est même d'un verd noirâtre ; ce qui prouve que les visceres qui servent à la sanguification & à la dépuration des humeurs, sont ou trop relâchés ou engorgés, & conséquemment peu propres à remplir leurs fonctions naturelles. La leucophlegmatie est par conséquent plus aisée à guérir que l'anasarque.

La dépravation des liquides & la mollesse

des ſolides ſont les cauſes prochaines de l'anaſarque : tout ce qui ſera donc capable de ramollir les fibres, doit être regardé comme la cauſe éloignée de cette maladie; ainſi la molleſſe, l'oiſiveté, le défaut d'exercice, un air humide, une trop grande quantité de boiſſons chaudes & relâchantes, la ſuppreſſion de l'inſenſible tranſpiration, de l'urine ſont autant de cauſes éloignées de l'anaſarque. Ce qui peut donner lieu à la dépravation des liquides eſt auſſi une cauſe éloignée de l'anaſarque ; on peut donc mettre dans la claſſe des cauſes éloignées de cette maladie,un air ſec & chaud, ou humide & épais, des alimens échauffans, l'uſage des liqueurs ſpiritueuſes, les exercices violens, l'uſage des femmes, les veilles immodérées, & les paſſions violentes.

Les cauſes de cette maladie connues doivent faire appercevoir au Médecin les indications à remplir : la premiere, eſt d'évacuer les eaux ; la ſeconde, de donner du reſſort aux fibres; la troiſieme, de rétablir le bon état des viſceres & d'empêcher par-là la reproduction des eaux.

Pour remplir ces indications, on fera bien de commencer la cure par l'uſage d'un apozeme ou d'une tiſane apéritive; l'apozeme ſuivant fera très-bien :

Prenez racines de patience ſauvage, de chardon-rolant, d'arrête-bœuf, de chacun une demi-once, d'énula-campana deux gros ; coupez le tout par morceaux, mettez-le dans un vaisseau bien couvert, après l'avoir ratissé, & faites-le bouillir dans deux pintes d'eau, que vous réduirez à trois chopines; ajoutez sur la fin de l'ébullition des feuilles d'aigremoine, de chicorée sauvage, de cerfeuil, de chacune une demi-poignée; passez ensuite la liqueur par un linge, délayez-y de l'arcanum-duplicatum une demi-once, de la poudre de jalap un gros, du syrop de nerprun une once & demie. La dose est d'un verre tiede trois fois le jour, deux le matin & un l'après-dîner, en prenant un léger potage par-dessus chaque prise. On continuera cet apozeme pendant huit jours, en le suspendant d'un jour l'un, s'il purge assez.

Une tisanne propre à suppléer à cet apozeme est celle-ci:

Prenez racines de petit-houx, de fraisier coupées & ratissées, de chacune une once, des feuilles de cabaret une demi-poignée, de la seconde écorce de sureau une pincée, du tythymale un quart de pincée, & de l'absynthe un demi-gros; faites avec deux pintes d'eau une tisanne que vous réduirez aux deux tiers.

Après l'usage de l'un ou de l'autre de ces remedes, on lui fera prendre les pilules suivantes:

Prenez extrait d'ellebore noir, d'absynthe, de petite-centaurée, de chacun trois gros; saffran un gros, mercure doux trente grains, saffran de Mars apéritif une demi-once, cannelle en poudre deux gros; mêlez le tout avec une ſuffiſante quantité de ſyrop des cinq racines pour faire des pilules du poids de dix grains; le malade en prendra une de trois heures en trois heures, & par-deſſus un verre de la décoction faite avec une once de la ſeconde écorce de ſureau bouillie dans une pinte d'eau, ou avec une poignée de capillaire de Canada; on y délayera quinze grains de nitre.

Ces pilules finies, on preſcrira au malade la poudre ſuivante:

Prenez elaterium, gomme-gutte pulvériſée, de chacun un demi-gros, ipecacuana deux ſcrupules, ſcammonée pulvériſée trente grains; mêlez le tout enſemble pour en faire des paquets de ſix grains chacun. Le malade en prendra un paquet de deux heures en deux heures, tant & ſi long-temps qu'elle ne produira pas des évacuations ſuffiſantes; ſi elle occaſionne des tranchées trop vives, il faudra donner au malade un bouillon pour empêcher l'effet de ce médicament; on ne preſcrit l'uſage de cette poudre que de deux jours l'un.

Si l'enflure diminue, on remettra, ſix jours après l'uſage de ces poudres, le malade à celui de l'apozeme preſcrit au commencement de la cure; mais ſi l'enflure ne diminue point, on fera bien pour lors de faire recevoir au malade la vapeur de plantes aromatiques. On prend donc pour cet effet des feuilles de ſauge, de marjolaine, de thym, de laurier, de ſerpolet, de chacune deux poignées, on fait infuſer le tout dans ſix pintes d'eau bouillante, on le verſe dans un vaſe qu'on place entre les jambes du malade aſſis ſur une chaiſe, ayant ſoin de l'entourer avec des couvertures, enſorte que la vapeur ſe concentre autour de lui, & qu'elle ne puiſſe s'échapper au-dehors; le bain fini on frottera le malade avec une flanelle expoſée auparavant à la fumée de parties égales de ſuccin en poudre & d'éthiops minéral que l'on jettera dans un réchaud ſur des charbons ardens. On continuera les frictions pendant un demi quart-d'heure, on mettra enſuite le malade dans un lit bien baſſiné, & on lui fera prendre à l'inſtant un verre de la boiſſon ſuivante:

Prenez racines de ſcorſonere, de patience, de chacune une once, ſquine coupée par tranches une demi-once; faites bouillir le tout dans deux pintes d'eau réduites à trois chopines; après quoi ajoutez du ſaſſafras, de la ſalſepareille, de chacun deux gros, des fleurs de coquelicot une demi-poignée, du ſel ammoniac un gros, du ſyrop d'œillet une once; paſſez la liqueur & donnez-en un verre le plus chaud qu'il eſt poſſible au malade.

On réiterera les bains de vapeur avec les mêmes précautions deux ou trois fois par jour, ſelon les forces & l'état du malade, & ſelon le bien qui en réſultera. On pourra, au lieu des bains de vapeur, faire prendre au malade tous les jours les bains aromatiques; on prend pour ces bains des feuilles de laurier, de meliſſe, d'origan, d'aurone, d'hyſſope, d'ormin, de baume friſé, d'herbe-au-chat, de pouliot, de matricaire, de camomille, de ſauge, de thym, de ſerpolet, de marjolaine, de romarin, de lavande, & autres plantes aromatiques, on les enferme dans un ſac & on les fait bouillir quelque temps dans de l'eau, en y ajoutant quelques poignées de ſel commun.

L'eau de ces bains, animée par les particules actives des plantes dont elle eſt chargée, s'inſinue dans les pores de la peau, en reſſerre la texture, en augmente la force, & par-là rend les vaiſſeaux de la peau propres à ſe contracter & à chaſſer le liquide ſurabondant qui les tenoit diſtendus.

En faiſant tous ces remedes il faut obſerver un régime exact; on ne mangera que des alimens ſecs, & on s'abſtiendra de toute boiſſon autant que faire ſe pourra, excepté les tiſannes & apozemes indiqués.

Si le malade ſe trouve par ces remedes ſoulagé ou guéri de l'anaſarque, il faut pour lors rétablir l'état des viſceres & couper par-là la ſource à la reproduction des eaux. Il évitera conſéquemment les alimens viſqueux, acides, ſalés, l'eau froide, les liqueurs ſpiritueuſes, l'air humide, & prendra un exercice modéré; il fera auſſi uſage des pilules ſuivantes:

Prenez extrait de fumeterre, de petite centaurée, de chacun deux gros, quinquina un demi-gros, gomme ammoniac, galbanum, de chacun un ſcrupule, myrrhe trente grains, mercure doux vingt grains; mêlez le tout enſemble avec ſuffiſante quantité de ſyrop d'abſynthe pour faire des pilules du poids de vingt grains: la doſe eſt de deux pilules, une le matin & l'autre ſur les ſix heures du ſoir, en buvant par-deſſus un verre d'infuſion de petite-centaurée. On recommencera ces pilules tous les mois, & on boira, avant ſes repas, pendant l'uſage qu'on en fera, un demi-verre de vin d'abſynte, obſervant de ſe purger, s'il eſt néceſſaire

CHAPITRE II.

De l'Hydrocephale.

L'HYDROCEPHALE eſt un amas d'eau en quelques parties de la tête; cette eſpece d'Hydropiſie eſt ou interne ou externe; l'externe a ſon ſiege ou entre les tegumens communs de la tête & le péricrâne, ou entre le péricrâne & les eaux du crâne: l'Hydrocephale interne eſt auſſi de pluſieurs ſortes, car il ſe forme tantôt entre le crâne & la dure-mere, tantôt entre la dure-mere & la pie-mere, tantôt entre la pie-mere & la propre ſubſtance du cerveau, & même quelquefois entre les ventricules du cerveau.

La cause de l'Hydrocephale est un épanchement d'humeur sereuse dans quelques-uns des endroits de la tête que nous venons d'indiquer ; la cause de cet épanchement est une trop grande dilatation des vaisseaux lymphatiques, occasionnée par l'abondance d'humeur sereuse : cette dilatation ne peut se faire que l'humeur sereuse ne transsude au travers des pores des membranes dans lesquelles elle se trouve, & qu'elle ne s'y accumule ; & en effet les membranes des vaisseaux lymphatiques ne peuvent se dilater jusqu'à un certain degré sans que les pores qui se trouvent entre les fibres, & par lesquels l'humeur sereuse s'écoule, ne s'agrandissent ; & quelquefois même les vaisseaux lymphatiques, par la trop grande abondance de l'humeur sereuse, se rompent & laissent par-là écouler toute l'humeur sereuse qu'ils renferment. Mais la grande dilatation n'est pas l'unique cause ; si l'humeur sereuse, qui y circule, est trop âcre, elle les corrode, & en les corrodant elle les lacere, & s'ouvre par-là un passage.

Parmi les causes capables de dilater & de lacérer les vaisseaux lymphatiques, & par conséquent d'occasionner une Hydrocephale, on doit placer généralement tout ce qui est capable d'empêcher le libre retour du sang des parties extérieures de la tête ou du cerveau dans la veine-cave. La premiere cauſe que nous admettons pour empêcher ce retour provient des glandes ſchirreuſes, ſcrophuleuſes ou gonflées qui ſe trouvent autour du col. Ces glandes compriment les veines jugulaires où aboutiſſent toutes les veines extérieures de la tête ; en les comprimant elles empêchent le libre retour du ſang des veines jugulaires dans la veine-cave ; ainſi les veines qui aboutiſſent aux jugulaires ne pouvant ſe décharger dans ces dernieres que de très-peu de ſang, s'en trouvent pour lors trop remplies ; & s'en trouvant trop pleines, elles n'admettent aucune humeur ſereuſe des vaiſſeaux lymphatiques ; mais comme il arrive continuellement dans ces vaiſſeaux lymphatiques une nouvelle humeur ſereuſe, elle doit s'y accumuler, & en s'y accumulant elle détend les vaiſſeaux dans leſquels elle eſt contenue & les rompt ; pour lors l'humeur ſereuſe s'échappe & ſe ramaſſe dans la partie la plus molle de la tête, & y occaſionne l'Hydrocephale.

La ſeconde cauſe qui occaſionne cette maladie eſt de trop ſerrer la tête & trop long-temps, ce que les nourrices ont ſouvent la mauvaiſe méthode de faire aux enfans.

La troiſieme cauſe provient des coups ou contuſions ſur les vaiſſeaux de la peau & du contexte cellulaire.

La quatrieme eſt une compreſſion occaſionnée par une exoſtoſe qui dérange quelquefois le méchanifme de la circulation, & donne par-là occafion à l'amas d'une humeur fereufe qui fépare le péricrâne du crâne ; la carie du crâne produit le même effet.

On doit mettre encore au nombre de ces caufes l'enflure ou gonflement des glandes qui fe trouvent dans les finus longitudinaux & latéraux, quelle que foit la caufe de cette enflure ; car ces glandes empêchent pour lors la libre circulation du fang dans ces parties, & en l'empêchant elles donnent lieu à l'épanchement de l'humeur fereufe fur ou entre les meninges. Une contraction forte & de longue durée de la dure-mere eft auffi un obftacle à la circulation du fang dans fes propres vaiffeaux ; par-là il arrive que les enfans qui ont fouvent des convulfions font fujets à l'Hydrocephale.

L'Hydrocephale interne provient encore du défaut de retour de l'humeur fereufe qui arrofe les ventricules du cerveau dans les veines ; car dans l'état naturel, fes ventricules font continuellement humectés de l'humeur fereufe, qui delà fe décharge dans la glande pituitaire, & enfin dans les veines jugulaires : la fecretion de cette lymphe fe fait par les glandes qui fe trouvent difperfées entre le plis corroïdal ; mais fi ces glandes fe trouvent obftruées, & qu'elles ne puiffent plus faire les fecretions, de même que la glande pituitaire, elles donneront lieu à un amas de ferofité dans les ventricules du cerveau qui fe communiquent. L'Hydrocephale interne peut auſſi être occaſionné par les compreſſions faites ſur les veines jugulaires internes par les parties voiſines obſtruées & ſchirreuſes. L'Hydrocephale provient encore aux enfans des accouchemens difficiles ; la contuſion pour lors de leur tête y occaſionne une enflure qui donne lieu à un épanchement d'humeur ſereuſe entre les tegumens communs & les muſcles de la tête : pluſieurs Auteurs prétendent que c'eſt la ſeule Hydrocephale qui puiſſe ſurvenir aux enfans ; cependant on trouve ſouvent raſſemblée tant d'eau dans la tête des enfans, qu'on n'y remarque pas même de cerveau ; la compreſſion de ce viſcere en eſt ſi grande, qu'on diroit que ce n'eſt plus qu'une membrane ; auſſi dit-on pour lors, quoiqu'improprement, que ces enfans ſont nés ſans cerveau ni cervelet.

Il y a pluſieurs ſymptômes qui accompagnent l'Hydrocephale interne ou externe, & qui peuvent la faire diſtinguer : dans l'Hydrocephale qui a ſon ſiege immédiatement ſur la peau, la tumeur eſt molle, indolente, inégale ; ſi cet épanchement eſt formé entre le péricrâne & le crâne, la tumeur eſt plus égale, plus élaſtique & plus douloureuſe, & même d'autant plus douloureuſe, que le péricrâne eſt plus diſtendu.

Dans l'Hydrocephale interne, il y a dans le malade penchant au ſommeil à cauſe de la compreſſion du cerveau par l'eau ; la tête s'enfle dans les enfans, parce que la trop grande quantité de cette eau déjoint les futures du crâne, dont les os font encore extrêmement mous & tendres à cet âge; quelquefois la tête devient si grosse qu'elle égale le volume de celle d'une personne de vingt ans ; elle devient pour ainsi dire quarrée, leur visage s'enfle, & les parties de leur corps deviennent flasques, à cause du défaut d'esprits animaux ; lorsque la maladie s'augmente, la palpitation de cœur survient, la difficulté de respirer, & si la maladie a son siége dans les ventricules, la perte de la vue s'ensuit quelquefois à cause de la compression & du relâchement des nerfs optiques.

Tout Hydrocephale interne est très-dangereux, il est encore incurable: les Hydrocephales externes ne sont pas si difficiles à guérir, & celui qui se forme immédiatement sur la peau est plus facile à traiter que celui qui est entre le péricrâne & le crâne; car dans ce dernier on ne peut parvenir à une cure radicale, qu'en extirpant la sérosité qui se trouve épanchée entre le péricrâne & le crâne: nous donnerons ici la cure des enfans qui en sont attaqués.

Si c'est un enfant qui tette encore, à qui est survenue cette maladie, on lui donnera d'abord un minoratif, ensuite on lui préparera des bouillies avec une décoction de squine & de la farine ; si l'enfant est plus âgé, on lui donnera simplement une décoction de ſquine ou de ſalſepareille, & de légere infuſion de rhubarbe.

On mêlera encore avec la panade ou bouillie des enfans différens remedes, tels que l'éthiops minéral, le cinnabre, la poudre de cloportes, de viperes, les fleurs martiales, à la doſe chacun de trois ou quatre grains; on ajoutera auſſi quelquefois à ces remedes des cathartiques hydragogues, tels que le jalap, le diagrede, la poudre *de tribus;* leur boiſſon ſera de la tiſanne avec les racines de perſil, d'eryngium, d'arrête-bœuf, de daucus cultivé, à laquelle on aſſociera du ſel de glauber ou du ſel de prunelle.

Parmi les remedes externes on vante ſurtout les cataplaſmes faits avec des limaçons tirés de leurs coquilles, de l'eau chaude qu'on broye & qu'on étend ſur un linge pour les appliquer ſur la tête : on fait encore cuire ces limaçons dans une décoction de racines de perſil, d'eryngium, d'arrête-hœuf, on les broye alors & on les applique pareillement ſous la forme de cataplaſme ſur la tête; on renouvellera ſouvent ce cataplaſme, de peur qu'il ne ſe deſſeche & ne s'attache, & pour mieux l'éviter on le place entre un emplâtre de diabotanum : il y en a qui mettent ſur la tête des linges ou une éponge imbibée d'eaux vulnéraires, d'eau de la Reine de Hongrie, d'eau de chaux vive, ou d'eau de lavande mêlées enſemble; quelques-uns oignent l'Hydrocephale d'huile de camomille; pluſieurs prétendent qu'il faut faire l'opération de la paracentheſe dans l'endroit même où les eaux abondent le plus ; cette opération eſt ſans contredit le remede le plus ſûr, ſur-tout pour l'Hydrocephale qui eſt entre la peau & le péricrâne ; car les eaux en étant écoulées, il eſt facile, par le moyen des eaux vulnéraires aſtringentes, de rétablir la partie ſur laquelle on a fait l'opération.

On recommande encore la paracentheſe dans l'Hydrocephale qui ſe forme entre le crâne & le péricrâne, parce qu'il y a encore quelque lueur d'eſpérance d'unir le péricrâne au crâne ; mais tous les praticiens s'accordent à dire que cette opération eſt inutile dans l'Hydrocephale interne, qu'elle eſt même dangereuſe, & qu'elle occaſionne toujours la mort au malade, quoique cependant quelques-uns penſent que cette opération pourroit réuſſir, ſi on ne tiroit chaque jour qu'une petite quantité d'eau, telle qu'environ la vingtiéme partie.

Dans l'Hydrocephale externe, on recommande encore les ſcarifications, les véſicatoires & les ſetons. Charles Lepoix, le fondateur de la Médecine en Lorraine, dans ſon ſavant Traité *de Colluvie ſeroſâ*, dont l'immortel Boerrhaave a donné lui-même une édition, tant il en faiſoit de cas, conſeille pour la guériſon des Hydrocephales externes les cauteres. Voici les propres paroles de cet Auteur.

Cùm

Cùm autem vir bonus omnia remediorum genera se frustra hactenus tentasse eorumque vim pervicaciâ morbi elusam esse quiriteretur, jubeo nec desponderet animum; sed actuum postico occipiti cauterium inuri curaret; dictum factum, aquâ virore quodam insigni, & bili prassinæ finitimâ ubertim per plures dies dimanante, acerbam ille inquietamque vitam jucundissimâ statim quiete commutavit, cujus beneficii memoria adeò illius hæsit animo, ut numquam me obviam postea offenderit, quin tanquam lotera suum amplexaretur.

CHAPITRE III.

De l'Hydropisie de poitrine.

QUOIQUE les personnes de tout âge & de tout sexe soient sujettes à l'Hydropisie de poitrine, on peut dire cependant que cette maladie aqueuse survient rarement à ceux qui ne boivent que de l'eau; elle est plus commune à ceux qui font souvent usage du vin & des liqueurs spiritueuses, & à ceux qui mènent une vie crapuleuse; d'où vient l'axiome, *qui in vino vivunt, moriuntur in aquâ*, ceux qui vivent dans le vin, meurent dans l'eau.

L'Hydropisie de poitrine est un épanchement de la lymphe, de l'humeur sereuse ou du chyle dans la cavité de la poitrine; cet épanchement subsiste tantôt dans les deux cavités de la poitrine, tantôt seulement dans une ; il y a une espece d'Hydropisie qui a son siege dans le péricarpe, nous en parlerons plus bas; une autre dans la duplicature du médiastin, & une autre enfin entre la plevre & les côtes; on appelle Hydropisie de poitrine proprement dite, celle qui est uniquement formée par un épanchement d'eau dans sa capacité.

Avant que de développer les causes de l'Hydropisie de poitrine, il est à propos de faire précéder quelques observations.

1°. Plusieurs Anatomistes, entr'autres Lowers & Bergers, ont lié dans un chien le canal thoracique, & ils ont observé qu'à l'instant la capacité de la poitrine se remplissoit d'une humeur sereuse & lymphatique.

2°. Les veines jugulaires étant pareillement liées, toutes les parties supérieures du corps ont aussi-tôt été enflées & édémateuses.

3°. La veine-cave étant aussi liée, aussitôt l'Hydropisie du bas-ventre est survenue.

4°. Si on examine avec un peu d'attention les cadavres de ceux qui sont péris d'Hydropisie, combien n'observera-t-on pas d'hydatides ou de petites vésicules aqueuses répandues çà & là, qui ne sont rien autre chose qu'une très-grande distension des vaisseaux lymphatiques, occasionnée par une lymphe croupissante, & accumulée dans ces endroits.

5°. Enfin, si on met sur le feu l'humeur ramassée & extravasée dans la cavité de la poitrine & du bas-ventre, elle acquiert une forme de gelée; d'où l'on peut conclurre que la cause prochaine & immédiate de l'Hydropisie, est la rupture des vaisseaux lymphatiques ou chyleux: nous ne nions pas cependant que la trop grande distension des vaisseaux sanguins n'y contribue aussi; car quand le retour du sang est empêché, ou qu'il est retardé dans les grosses veines, le sang y demeure & s'y accumule, il dilate alors les vaisseaux, lesquels étant dilatés, sa partie aqueuse s'échappe par les pores dilatés des tuniques, d'où s'ensuit bien vîte l'Hydropisie; par conséquent il faut encore admettre pour cause prochaine de l'Hydropisie, la stagnation des humeurs dans les grands vaisseaux.

Mais comme les grosses veines ne peuvent se dilater, ni les vaisseaux lymphatiques se rompre, à moins que le retour du sang ou de la lymphe ne soit empêché ou retardé, il s'ensuit qu'on doit mettre au nombre des causes antécédentes & éloignées de l'Hydropisie tout ce qui peut retarder, empêcher ou diminuer le mouvement circulaire de ces humeurs; mais rien n'est plus capable de l'empêcher ou retarder, que la lenteur & l'épaississement de ces humeurs, occasionnée par l'abus des choses non naturelles, tel que l'usage immodéré des liqueurs spiritueuses & du vin; une vie voluptueuse & crapuleuse donne lieu à la dissipation des parties volatiles du sang & de la lymphe, tandis que les parties grossieres restent, ce qui occasionne une quantité d'obstructions dans les glandes lymphatiques, qui empêchent pour lors le retour de la lymphe. Dans la Physiologie il est démontré combien il se trouve dans la poitrine de glandes lymphatiques conglobées qui reçoivent la lymphe immédiatement des parties supérieures, qui la triturent pour ainsi dire, raniment son mouvement rallenti, & lui donnent par-là plus de facilité de parvenir à la subclaviere. Lorsque les glandes sont obstruées, la lymphe est obligée de croupir dans les vaisseaux, ceux-ci étant trop détendus, sont obligés de se rompre, ce qui produit pour lors l'Hydropisie.

Les obstructions des glandes, la lenteur du sang & sa viscidité sont aussi occasionnées par l'épaississement du chyle, par une disposition scrophuleuse, par la suppression des mois & des hémorrhoïdes, par les trop grandes hémorragies, par les fievres quartes mal traitées, par l'affection hypocondriaque, par l'asthme convulsif, par les tubercules engendrés dans les poumons, par les affections catharreuses, &c.

S'il y a quelque maladie difficile à connoître, c'est sûrement l'Hydropisie de poitrine, car elle a les mêmes symptômes que l'asthme & le catharre ; elle a cependant ses symptômes particuliers : tels sont ceux-ci.

Les malades ne peuvent se coucher dans le lit sans crainte de suffocation, aussi ne restent-ils dans le lit qu'en tremblant ; s'ils se couchent pendant quelques minutes abattus par le sommeil, ils sont aussi-tôt réveillés, ils sont obligés de se lever, étant dans un état de suffocation ; ils courrent vîte aux vîtres pour les ouvrir & pour respirer un air plus libre, tandis qu'ils s'asseoient en devant, ils inclinent leurs corps, afin de mieux reprendre leur haleine.

Ils se plaignent d'un resserrement de poitrine & d'une difficulté de respirer sur le soir ; quand la maladie fait ses progrès, pour lors il survient une petite toux & une petite fievre, les pieds s'enflent, & on ressent une douleur dans la partie antérieure & inférieure de la poitrine qui s'étend jusqu'à la circonférence du diaphragme ; enfin les mains s'enflent peu de jours avant la mort.

Il faut observer que dans cette maladie, l'urine ne peche ni par la quantité ni par la qualité, & que l'appétit subsiste.

L'Hydropisie de poitrine dure quelquefois très-long-temps ; cependant les malades périssent souvent à l'imprévue par la suffocation ; ainsi plus la difficulté de respirer est grande, & plus les autres symptômes sont vifs, plus il y a de danger.

Cette maladie est mortelle; il est bien difficile d'y apporter une guérison radicale, à moins qu'on n'évacue les eaux par le moyen de la paracenthese, & plûtôt se fait cette opération, plus il y a d'espérance de guérison; l'opération finie, on réitérera les cathartiques & les diurétiques. Quoique nous disions ici qu'il n'y a aucune guérison, cependant parmi les observations de M. Marquet, nous rapportons des cures de cette maladie qu'il a opérées avec succès; nous osons même nous flatter d'y joindre une de nos observations qui paroît prouver la vérité des siennes.

CHAPITRE IV.

De l'Hydropisie du péricarpe.

Cette maladie est fréquente, très-difficile à connoître, & encore moins facile à traiter.

Les causes prochaines de cette maladie sont, ainsi que dans la plûpart des Hydropisies, les obstacles que trouve l'humeur sereuse qui humecte le péricarpe à rentrer dans les voies de la circulation; ces causes proviennent ordinairement de la foiblesse du tissu des parties, ainsi qu'il arrive ordinairement après les pleurésies, les asthmes, la phthysie & les inflammations du péricarpe.

Les symptômes de cette maladie sont les palpitations, les tremblemens, les défaillances, les syncopes, une respiration difficile, sur-tout lorsqu'on se couche sur les côtés, plus facile quand on est assis & appuyé sur le dos; la toux, une douleur & une oppression sur la partie antérieure de la poitrine, un pouls ordinairement dur & vif : on apperçoit entre la troisieme, la quatrieme & la cinquieme côte les flots de l'eau contenue dans le péricarpe, lorsqu'il survient des palpitations.

L'unique remede dans cette maladie est la paracenthese ou ponction : il faut ouvrir le péricarpe dans l'espace qui est entre la troisieme & la quatrieme côte du côté gauche; à l'égard des remedes, ils ne sont dans ce cas d'aucune efficacité.

CHAPITRE V.

De l'Ascite.

L'ASCITE est un épanchement de chyle ou de lymphe, ou d'humeur sereuse dans la capacité du bas-ventre.

Quoique l'Hydropisie lympatique ou chyleuse, occasionnée par l'épanchement de ces humeurs, qui provient de la rupture & de l'érosion des vaisseaux, soit possible, elle est cependant très-rare; l'Hydropisie sereuse est plus commune; ainsi il faut examiner quelle est la cause de l'épanchement de cette humeur sereuse; elle ne peut provenir, ainsi que nous l'avons déjà dit dans les autres Chapitres, que de la rupture des vaisseaux dans lesquels elle circule, ou de la trop grande dilatation des pores qui sont dans les tuniques de ces vaisseaux, par lesquels pores l'humeur sereuse transsude. Nous allons rapporter ici quelques observations qui pourront donner lieu à la connoissance de cette cause. 1°. Ceux qui ont des schirres dans le foie ou la ratte sont sujets à l'Hydropisie ascite; 2°. ceux qui ont bu de l'eau en trop grande quantité; 3°. ceux à qui est survenue une suppression de sueur, d'insensibles transpirations, d'hémorrhoïdes; les femmes y sont aussi sujettes à la suite d'une suppression menstruelle; 4°. l'expérience démontre, que la veine jugulaire étant liée, ainsi qu'il a été dit au Chapitre de l'Hydropisie de poitrine, les parties qui se trouvent au-dessus de la ligature deviennent hydropiques, & que l'Hydropisie ascite survient dans un chien si on lie avec un fil sa veine-cave.

A l'ouverture des cadavres de ceux qui ont été attaqués d'une Hydropisie ascite, ou qui ont eu un schirre, on a observé des hydatides ou véſicules aqueuſes ſur la ſurface du foie ou de la ratte, dont pluſieurs étant ouvertes répandoient l'humeur ſéreuſe dans la cavité du bas-ventre; dans pluſieurs Aſcitiques on a obſervé quelques parties toutes pleines d'humeur ſéreuſe, d'où avoit découlé la ſéroſité qui avoit donné lieu à l'Hydropiſie: ainſi dans des femmes hydropiques, on a remarqué des ovaires gonflés remplis de ſéroſités & ulcérés; dans d'autres le méſentere, l'épiploon pareillement gonflés & corrodés; delà on peut conclure que la cauſe de l'épanchement de l'humeur ſéreuſe dans la cavité du bas-ventre procede ou de la trop grande quantité de l'humeur ſéreuſe dans les vaiſſeaux lymphatiques, ou de la rupture de ces mêmes vaiſſeaux.

Ainſi dans le ſchirre, qui occupe un eſpace aſſez conſidérable, la plus grande partie des vaiſſeaux lymphatiques du viſcere affecté ſe trouve comprimée; c'eſt pourquoi les autres vaiſſeaux lymphatiques ne ſuffiſent pas pour recevoir & admettre toute la lymphe qui y arrive continuellement : ainſi ils ſont obligés de ſe dilater, & ſouvent ils ſe rompent par la trop grande dilatation, d'où il s'enſuit néceſſairement, que l'humeur ſéreuſe s'échappe des vaiſſeaux, ou par leur rupture, ou par la trop grande dilatation de leurs pores, & pour lors elle tranſſude. La même choſe arrivera ſi les vaiſſeaux lymphatiques ſont obſtrués, ou les veines; pour lors les vaiſſeaux lymphatiques ne pourront pas décharger dans ces veines leur lymphe ; mais l'humeur séreuse s'y rendant toujours, dilatera nécessairement, & à la fin y occasionnera une rupture, d'où s'ensuivra l'Hydropisie. Cette dilatation, occasionnée par l'humeur séreuse dans les vaisseaux lymphatiques, est prouvée par les hydatides qu'on remarque sur la superficie de ceux qui sont morts de cette maladie ; ainsi tout ce qui pourra occasionner une trop grande abondance de sérosité dans les vaisseaux lymphatiques, sera la cause de cet épanchement, telles que sont les compressions, les constrictions, les obstructions ou l'atonie des vaisseaux.

Nous avons dit plus haut que l'Hydropisie pouvoit être occasionnée par la trop grande quantité d'eau qu'on a bue, ce qui donne lieu à l'atonie des vaisseaux, & par conséquent à la stagnation des humeurs. On pourroit objecter ici que la Leucophlegmatie devroit pour lors aussi-bien survenir que l'Ascite. Pour réponse à cette objection nous observerons, 1°. que les visceres du bas-ventre se trouvent en plus grand nombre qu'en aucune autre partie du corps, & par conséquent qu'il s'y trouve plus de vaisseaux lymphatiques qu'ailleurs ; 2°. dans les vaisseaux lymphatiques des visceres du bas-ventre, il y a toujours quelqu'empêchement qui empêche ou retarde le mouvement de l'humeur séreuse ; ces empêchemens proviennent d'obſtructions, de compreſſions, de ſchirres, auxquels les viſceres du bas-ventre ſont plus ſujets qu'aucun autre ; l'Hydropiſie aſcite ſurvient, par exemple, plutôt qu'aucune autre Hydropiſie, lorſque les hémorrhoïdes ou les menſtrues ſont ſupprimées ou ſont trop abondantes, parce que ces évacuations étant ſupprimées, le ſang s'épaiſſit, ce qui donne lieu à des obſtructions dans le foie, qui empêchent pour lors la libre circulation du ſang & de la lymphe dans les vaiſſeaux du bas-ventre, telles que ſont les ramifications de la veine-porte ; par conſéquent le ſang s'accumule dans ces ramifications, qui ſe dilatent pour lors & compriment les vaiſſeaux lymphatiques, & en les comprimant empêchent la libre circulation de la lymphe : par la même raiſon l'Hydropiſie ſurvient lorſque les menſtrues & les hémorrhoïdes fluent trop abondamment, le ſang pour lors appauvri & dépouillé de ſa partie globuleuſe, ne peut s'aſſimiler le chyle qui lui ſurvient, c'eſt-à-dire l'agiter & le diſſoudre ; delà le chyle exprime ſon humeur ſereuſe, delà naiſſent des obſtructions, & enſuite l'Hydropiſie.

Quant à l'Hydropiſie qui ſurvient à la ſuite de la ligature des veines jugulaires & de la veine-cave, cette Hydropiſie provient pour lors de la trop grande quantité d'humeur ſéreuſe dans les vaiſſeaux lymphatiques de cette partie ; car la veine jugulaire étant liée, le ſang ſera obligé de reſter dans les veines qui ſe déchargent dans la veine liée ; c'eſt pourquoi les vaiſſeaux lymphatiques, qui doivent décharger leur lymphe dans la veine jugulaire ne pourront plus l'en décharger, regorgeant elle-même de ſang ; par conſéquent ils ſe dilateront, & en ſe dilatant ou ils laiſſeront tranſſuder par les pores ouverts de leurs tuniques l'humeur ſéreuſe qui y eſt contenue, ou ils ſe lacéreront, & en ſe lacérant, ils laiſſeront pareillement écouler la ſéroſité, d'où s'enſuivra l'Hydropiſie ; on en peut dire à peu de choſe près autant de l'Aſcite qui ſurvient à la ligature de la veine-cave aſcendente.

Les cauſes éloignées & extérieures de l'Aſcite ſont tout ce qui peut donner lieu à des obſtructions, au ſchirre de la rate, & ſurtout du foie.

Les principaux ſymptômes de l'Hydropiſie ſont, 1°. la tumeur édémateuſe des pieds, des cuiſſes, des membres génitaux, &c. parce que la veine-cave aſcendente eſt comprimée par l'épanchement de l'humeur ſéreuſe ou les vaiſſeaux lymphatiques qui aboutiſſent par le milieu du bas-ventre à la citerne lombaire, & y charroient la lymphe des parties inférieures ; dans les deux cas, la lymphe abondera dans les vaiſſeaux lymphatiques de ces parties ; ce qui donnera lieu à une tumeur édémateuſe de ces parties.

2°. La conſtipation du ventre eſt un ſecond ſymptôme, ſoit qu'elle provienne du défaut de bile, ou qu'elle ſoit occaſionnée par la trop grande viſcoſité du mucus inteſtinal.

3°. La diarrhée ſurvient quelquefois, ſoit à cauſe d'une chilification viciée qui arrive ſouvent aux Hydropiques, ſoit à cauſe de la trop grande âcreté du ſuc inteſtinal, occaſionnée par l'abondance de la bile, ou par la trop grande quantité de matiere ſaline qui s'y trouve.

4°. Une grande ſoif, une toux ſeche accompagnent ordinairement l'hydropiſie, parce que par l'épanchement de l'humeur ſereuſe la ſalive devient plus épaiſſe & plus ſalée; la même choſe arrive à l'humeur crachéale.

5°. La reſpiration du malade devient difficile lorſqu'il eſt couché ſur le dos, parce que dans cette ſituation les eaux répandues dans la capacité du bas-ventre compriment le diaphragme.

6°. Les urines ſont en petite quantité & toujours rouges, à cauſe de la petite quantité de ſéroſité qui ſe trouve dans le ſang, tandis qu'elle s'accumule dans le bas-ventre; la rougeur des urines provient pour lors de ce que les parties ſulphureuſes & ſalines prédominent ſur les parties aqueuſes.

7°. Une grande maigreur dans les parties ſupérieures eſt auſſi ordinaire aux hydropiques, parce que le ſuc nourricier, à défaut de ſéroſité devenant trop épais, ne peut s'introduire dans les endroits qui demandent de la nourriture ; les parties inférieures ne sont pas affaissées, mais au contraire elles sont gonflées & comme édémateuses.

Les signes de l'Hydropisie commençante se tirent de l'enflure des pieds ; cette tumeur est molle, elle résiste facilement à l'impression des doigts & s'augmente sur le soir ; elle disparoît le matin après s'être couché ; cette tumeur monte des pieds aux jambes, & delà aux cuisses, & enfin au bas-ventre, & si on frappe les parties édémateuses, l'eau qui y est contenue paroît flottante & rend du son ; si l'Hydropisie est confirmée, il survient une fievre lente, un peu de sommeil & un défaut d'appétit.

Les hémorrhagies annoncent une hydropisie commençante ; pour connoître si cette maladie provient du défaut du foie ou de la rate, on y parviendra par le moyen des hypocondres. On distingue l'Hydropisie de la grossesse, en ce que dans l'Ascite la tumeur du ventre est sans aucune élasticité & partout égale, ce qui n'arrive pas dans la grossesse.

La diarrhée qui survient au commencement de l'Hydropisie, lorsque le malade n'a pas encore perdu ses forces, donne de grandes espérances ; parce que par le moyen de la diarrhée les eaux qui se trouvent extravasées dans le bas-ventre s'évacuent, elles se repompent pour ainsi dire & se portent vers les glandes où s'en fait la ſecrétion, & delà aboutiſſent dans la cavité des inteſtins; le flux de ventre au contraire qui ſurvient dans une Hydropiſie invétérée eſt mortel, c'eſt un ſigne du relâchement des tuniques des inteſtins, & par conſéquent d'une gangrene future.

Il y a deux indications à remplir dans cette maladie : la premiere eſt de déſobſtruer les vaiſſeaux obſtrués, afin d'y rétablir la libre circulation des humeurs. La ſeconde eſt d'évacuer les humeurs épanchées dans la capacité du bas-ventre. Pour enlever les obſtructions & les embarras, on ſe ſert ordinairement des martiaux, on preſcrit les apéritifs, tels que les racines d'ache, d'arrête-bœuf, d'énula-campana, d'aſperges, de fraiſier, de houx, de chauſſetrappe, d'aſclepias, du lappathum, les ſemences d'anis, de fenouil, les extraits de chélidoine, de houblon, de chicorée, de petite centaurée, on les preſcrit en bouillon, en apozemes, en tiſanne, & on en fait des pillules & des bols : on ordonne pour boiſſon ordinaire le vin blanc, ou l'eau commune, dans laquelle on a infuſé des cendres de ſarment ou de geneſt, enſorte que pour quatre livres de liqueurs on y mette une livre de cendres; le malade prendra deux fois par jour de cette infuſion filtrée.

Après avoir préparé & inciſé les humeurs par ces remedes, on preſcrira des cathartiques forts, tels que les hydragogues, le jalap, la clairette purgative depuis une once jusqu'à deux & même trois; on ordonnera aux sujets robustes l'élaterium, la seconde écorce d'ieble, de sureau, le suc des racines d'iris du pays jusqu'à la dose de deux onces avec la manne ou le miel.

On en viendra ensuite aux toniques, telle que l'eau d'absynthe, dans laquelle on aura fait infuser de la rhubarbe : les sudorifiques ne conviennent pas dans l'Hydropisie ascite, on ne s'en sert que pour la leucophlegmatie. Il faut observer que souvent en raison de la chaleur, de la fievre & de la toux, les apéritifs & les purgatifs sont contr'indiqués, ce qui rend souvent la cure de l'Hydropisie très-difficile ; un Médecin doit donc être attentif, en prescrivant ces remedes, qu'il n'aggrave pas la maladie. Quoique rarement la paracenthese ou la ponction complette soit la cure de cette maladie, il est cependant certain par l'expérience qu'elle s'est souvent trouvée très-utile dans les Hydropisies occasionnées par les suppressions d'urine, & qu'elle a souvent rempli l'effet qu'on en attendoit, en ce que par son moyen le malade se trouve débarrassé d'un trop grand amas d'eau.

CHAPITRE

CHAPITRE VI.

De la Tympanite.

La Tympanite eſt une Hydropiſie ſeche, cauſée par de l'air ou des vents qui ſe trouvent dans le bas-ventre. La Tympanite differe de l'Aſcite, en ce que le ventre eſt moins mou que dans cette derniere, & que l'on ſent, quand on frappe deſſus, un bruit comme celui d'un tambour. Il ſort quelquefois des vents qui ſoulagent le malade; & quand ils s'arrêtent, il eſt vivement incommodé. Les pieds, dans la Tympanite, ne ſont pas ſi enflés que dans l'Aſcite; le reſte du corps eſt plus maigre & plus décharné, & le ventre eſt plus douloureux.

La Tympanite n'eſt pas une maladie auſſi commune que l'Aſcite; ceux qui y peuvent être ſujets, ſont ceux qui ſont venteux, qui ſont tourmentés par la préſence des vers, qui ont une ſuppreſſion de flux hémorrhoïdal, ou qui ont été maltraités de quelques fievres; les femmes qui ont éprouvé quelqu'avortement, ou qui ont été dans quelque travail long & pénible, ſont auſſi ſujettes à la Tympanite.

On commencera la cure de cette maladie, par faire prendre au malade de l'huile d'amandes douces par cuillerées ; on lui donnera des lavemens émolliens, auxquels on assortira une poignée d'anis ou de fenouil, & on appliquera sur son ventre l'emplâtre savonneux de Barbette : on continuera le remede pendant quelque-temps ; s'il ne réussit pas, pour lors on prescrira au malade de la tisanne faite avec une once de chardon rolant, une pincée de capillaire du Canada ; on fera bouillir le tout dans une pinte d'eau, qu'on réduira à trois demi-septiers, dont le malade prendra cinq ou six verres par jour. On le purgera en même-temps avec trois gros de follicules, un demi-gros de poudre cornachine & une demi-once de syrop de nerprun, pour une prise à prendre le matin ; on continuera l'emplâtre de barbette & les lavemens ; après quoi, si la tumeur n'est pas diminuée, on appliquera sur le ventre du malade, de l'eau glacée, pour tâcher de condenser l'air, & de lui faire occuper moins d'espace qu'auparavant. Le malade doit s'abstenir de tout aliment venteux, farineux, comme pois, feves ; & il fera toujours gras, en observant de se purger tous les mois.

CHAPITRE VII.

De l'Hydromphale.

L'HYDROMPHALE est une Hydropisie du nombril; c'est une espece d'Hernie ou de Descente fausse de l'ombilic. Cette Hydropisie se distingue par le gonflement du nombril, par sa transparence, par le luisant de la peau qui est extrêmement tendue & gonflée. Elle n'est accompagnée presque d'aucun accident.

Il n'y a ni douleurs, ni inflammation, ni étranglement, ni nausées, ni étouffement; ce qui arrive en cas d'Hernie du nombril.

Quand cette Hydropisie arrive sans aucune autre enflure du corps, pour lors il suffit d'appliquer dessus une fomentation chaude d'eau de chaux fortifiée avec la pierre médicamenteuse de Crollius; on peut aussi faire usage de l'emplâtre de Nuremberg, en observant cependant de faire beaucoup de petits trous à la partie affectée, pour donner passage à l'humeur qui s'écoule. Les remedes que nous avons prescrit dans l'Hydrocephale externe, peuvent aussi convenir dans cette maladie; si l'Hydromphale se trouve réunie avec quelqu'autre espece d'Hydropisie, la guérison ne peut s'en opérer qu'en guérissant les autres.

CHAPITRE VIII.

De l'Hydropisie de la Matrice & des Ovaires.

L'HYDROPISIE de la Matrice se distingue de l'Hydropisie du bas-ventre ou de l'Ascite, en ce que la tumeur en occupe plus le fond, au lieu que l'Ascite distend tout le bas-ventre également. D'ailleurs, dans l'Hydropisie de Matrice, le malade n'a pas le visage si pâle, & n'est pas si exténué que dans d'autres Hydropisies; la langue n'est point séche, & la soif n'est pas si considérable; tous les symptômes de cette Hydropisie sont beaucoup plus doux; on sent une fluctuation sourde, & la malade rend des eaux, de temps en temps, en assez grande abondance.

L'Hydropisie de la Matrice se reconnoît d'avec la grossesse, si peu qu'on refléchisse sur tous les signes qui caractérisent la véritable grossesse, & qui ne se trouvent point dans cette maladie; il y aura bien enflure du ventre & suppression menstruelle, mais pour lors les mammelles seront flasques, molasses & abattues, sans lait; la maladene s'appercevra d'aucun mouvement d'enfant aux termes ordinaires, mais seulement une fluctuation d'eau ; elle ressentira une plus grande douleur & pesanteur au ventre ; son ventre sera tendu de tout côté également en rondeur, & non en pointe sur le devant, comme il arrive en cas de grossesse, son teint sera aussi beaucoup plus mauvais que si elle étoit enceinte.

On employe, pour la cure de cette maladie, les mêmes remedes que pour l'Ascite.

Quant à l'Hydropisie des Ovaires, elle n'est pas facile à connoître ; on ne peut s'en assurer que par un tiraillement que la malade ressent des deux côtés de la matrice, par un gonflement & une espece de fluctuation, dont on s'apperçoit dans les parties, & par la plûpart des signes qui caractérisent l'Hydropisie de Matrice, maladie qui accompagne toujours l'Hydropisie des Ovaires. Le traitement est aussi de même que celui de l'Ascite ; il est pourtant prudent d'employer les remedes plus doux & moins longtems que dans l'Ascite.

CHAPITRE IX.

De l'Hydrocele, ou Hydropisie du Scrotum, & de l'Hydropisie des grandes levres.

L'HYDROCELE est une espece d'Hernie fausse, qu'on nomme Aqueuse, ou Hydropisie particuliere. C'est une tumeur du scrotum ou des bourses, occasionnée par un épanchement d'eau ou de sérosité ; le traitement de cette maladie est à-peu-près le même que celui de l'Hydropisie en général ; souvent la seule ponction ou paracenthese suffit pour guérir l'Hydrocele, surtout lorsque les visceres ne sont pas attaqués ; & lorsque l'Hydrocele n'est occasionnée que par un coup, une chûte ou un gonflement local, & qu'elle ne dépend pas de quelqu'Hydropisie plus considérable, & d'un vice général dans le sang ; si elle dépend d'autres Hydropisies, les remedes qu'on employera pour les autres maladies lui suffiront.

Quand l'Hydrocele n'a donc pas pour causes quelques autres maladies primitives, on appliquera simplement des compresses trempées dans de l'eau de chaux seconde, & on fera prendre au malade un apozeme fait avec la racine de fraisier & de pissenlit, de chacun une once, des feuilles d'aigremoine & de capillaire, de chacun une poignée, on fait bouillir le tout dans une pinte d'eau qu'on réduit à trois demi-septiers, on passe la liqueur & on ajoute du sel de nitre vingt grains, du syrop des quatre racines une once; le malade en prendra pendant huit jours trois verres par jour, à quatre heures de distance l'un de l'autre. On vante aussi beaucoup l'emplâtre de cumin, étendu sur un linge appliqué sur la partie, & renouvellé plusieurs fois par jour, & des compresses imbibées d'esprit de matricaire appliquées chaudement. Si au bout de ce remede l'Hydrocele n'est pas disparue, on purgera le malade avec demi-gros de jalap, autant de crême de tartre & six grains d'ipecacuanha, le tout dans un bouillon; après quoi, si l'enflure subsiste toujours, on aura recours à la ponction ou aux remedes indiqués pour l'Ascite, *voyez*, Chap. VI.

L'Hydropisie des grandes levres est une maladie des femmes, qui survient aux levres extérieures des parties honteuses, lesquelles se tuméfient par les eaux qui viennent de la matrice & qui s'engorgent dans ces parties; cette enflure est quelquefois si considérable, que celles qui en sont attaquées, ne peuvent pas approcher leurs cuisses l'une de l'autre; les femmes grosses de plusieurs enfans, ſur la fin de leur groſſeſſe, ſont ſujettes à cette hydropiſie.

Cette maladie eſt fort aiſée à connoître, l'enflure & la tranſparence de ces parties qui reſſemblent à des veſſies pleines d'eau, ne ſont pas des ſignes équivoques. Une tiſanne faite avec la racine de chiendent & de patience ſauvage, de chacune une once, qu'on fait bouillir dans une pinte d'eau, juſqu'à réduction aux trois quarts, & à laquelle on ajoute un gros de chryſtal minéral, fait très-bien dans ce cas. On preſcrit encore en même-temps du ſuc dépuré de creſſon & de cerfeuil, de chacun une once, qu'on fait prendre à la malade ſoir & matin; on y ajoute même un gros de ſel *de duobus*, ſi l'enflure ne diminue point; & s'il eſt dangereux qu'elle nuiſe à l'accouchement, on y donnera un coup de lancette pour vuider les eaux, & on y fera quelques mouchetures.

Nota. Nous ne parlerons pas ici de l'œdeme, qu'on qualifie auſſi du nom d'Hydropiſie, parce qu'a proprement parler, ce n'eſt pas une Hydropiſie.

PARAGRAPHE II.

CHAPITRE PREMIER.

Observations du docteur Marquet.

PREMIERE OBSERVATION.

Hydropisie anarsaque.

LE 20 Mars *1715*, je fus invité, dit le Docteur Marquet, de visiter le nommé Regnaud, Maître Menuisier à Nancy, âgé de soixante & onze ans, attaqué d'une Hydropisie anarsaque, ayant le ventre, les cuisses, les jambes & les pieds extraordinairement enflés, avec une fievre lente accompagnée d'oppression de poitrine, & de grande difficulté de respirer. Comme cette espece d'Hydropisie provient d'un sang épais, très-lent a circuler, faisant des stases & des concrétions dans différens couloirs, & dont la sérosité se sépare des parties sulphureuses, je fus d'avis de mettre le malade à l'usage des remedes incisifs, purgatifs, apéritifs & atténuans, tels que la tisanne suivante.

Prenez racines d'aulnée, d'asperges, de petit-houx, d'arrête-bœuf, de garance, de chacun une once ; écorce moyenne de fresne, de sureau, d'églantier, de groseiller sauvage, de chacun une demi-once, feuilles de séné enfermées dans un nouet six gros, bayes de genievre une once ; faites bouillir le tout dans trois livres d'eau de fontaine, & dissoudre dans la colature, trois onces de manne de Calabre, pour une tisanne dont le malade prendra deux verres par jour, un le matin & l'autre le soir, continuant pendant huit jours.

Sa boisson ordinaire étoit une tisanne faite avec les feuilles de pimprenelle, de cétérach & la réglisse ; on lui faisoit prendre aussi de temps en temps une once de syrop de nerprun dans un verre de tisanne ci-dessus, & par ce moyen il se trouva desenflé & guéri en peu de temps.

SECONDE OBSERVATION.

Hydropisie de Poitrine.

LE 15 Novembre *1722*, je fus prié de visiter le sieur Urlin, Huissier à la Cour & au Conseil de S. A. R. âgé de trente-six ans ; j'observai d'abord que le malade étoit fort oppressé, qu'il avoit le ventre tendu, le pouls petit, concentré & intermittent, accompagné de fievre lente, de crachement de sang, & d'une toux séche ; que ses jambes & ses pieds s'enfloient tous les ſoirs, & ſe déſenfloient le matin; il étoit ſouvent attaqué de foibleſſes, de cardialgie & de ſyncopes ſi conſidérables, qu'on fut obligé de faire ſonner la cloche des Agoniſans; il ne pouvoit reſter couché dans ſon lit, ſans un danger évident de ſuffoquer par l'oppreſſion. Je conclus par tous ces ſignes & ſymptômes, que le malade étoit attaqué d'une Hydropiſie de poitrine.

Comme cette maladie provient du vice des poumons & d'une lymphe épaiſſie, qui ne peut circuler dans les vaiſſeaux qui lui ſont propres, & qui ſont répandus ſur tous les véſicules de ce viſcere, qui le diſtend, les oblige à ſe rompre, s'épanche dans la capacité de la poitrine, & occaſionne par ſon poids ſur le diaphragme, la difficulté que reſſent le malade à reſpirer.

L'indication que j'eus à remplir, fut d'empêcher les progrès de l'épanchement & de détruire les obſtacles qui le produiſoient. Pour y parvenir & tâcher d'évacuer par les ſelles & les urines ce qui étoit épanché, je mis le malade à l'uſage de la poudre hydragogue ſuivante.

Prenez turbith, méchoacam, hermodates, jalap de chacun deux gros; ajoutez diagrede pareille quantité, crême de tartre une once; faites du tout une poudre très-fine, dont la doſe ſera d'un demi-gros à quatre ſcrupules.

Je fis prendre au malade un gros de cette poudre, avec une once de manne dans un bouillon.

Le lendemain il commença l'usage de l'opiate suivant : Prenez saffran de Mars apéritif six gros, extrait de séné, de rhubarbe, de chacun deux gros, jalap en poudre deux gros, crême de tartre, poudre de cloportes de chacune quatre scrupules ; faites avec la thérébentine de Venise, dissoute dans le jaune d'œuf, un opiate, dont la dose sera d'un gros tous les matins, avalant un bouillon pardessus. Ce malade, quoique bien désespéré au commencement, se trouva si bien guéri par ces remedes, qu'il est encore aujourd'hui (1754) en parfaite santé

Nota. On distingue l'Hydropisie de poitrine de la Pleurésie & Péripneumonie, en ce que dans l'Hydropisie, le visage du malade est ordinairement pâle, bouffi le matin, & les jambes enflées le soir : le pouls est petit, foible, concentré, & souvent intermittent. Dans la Pleurésie & la Péripneumonie, les jambes ne sont pas enflées, le pouls est dur & fort élevé. On la distingue encore de l'Asthme, par le râlement qui l'accompagne toujours, & qui ne se rencontre dans l'Hydropisie de poitrine, que lorsqu'il y a complication de ces deux maladies.

TROISIEME OBSERVATION.

Hydropisie avec ulceres aux jambes.

LE 28 Juillet *1723*, la femme du sieur Brulefort, Valet de Chambre de S. A. R. âgée de 53 ans, me fit appeller pour la guérir d'une Hydropisie anasarque, avec ulceres & écoulement aux jambes. Je remarquai d'abord une enflure de tout le corps, notamment des pieds & des jambes qui étoient ulcerées, des cuisses & des veines qui faisoient le bourlet, le ventre extrêmement tendu, une fievre lente, une oppression de poitrine si considérable, que la malade ne pouvoit plus rester dans son lit, sans se mettre en danger de suffocation, les urines chargées qui déposoient un sédiment briqueté, le pouls petit & fréquent; je conclus de tous ces symptômes, que cette Hydropisie étoit causée par les obstructions des visceres du bas-ventre : c'est pourquoi, après avoir fait prendre à la malade deux onces de clairette purgative, je lui prescrivis l'opiate suivant.

Prenez saffran de Mars apéritif six gros, extrait de fumeterre, de houblon, de petite-centaurée, de chacune deux gros, panacée mercurielle une demi-once, resine de jalap deux scrupules; faites avec une suffisante quantité de syrop des cinq racines apérives, un opiate, dont la dose sera d'un gros tous les matins.

Pendant l'usage de cet opiate fondant, la malade fut purgée de quatre en quatre jours, avec deux onces de clairette purgative. Pour boisson ordinaire, je lui fis faire une tisanne avec les racines d'asperges, d'anonis, de bruscus, de garance, de chacune une once; feuilles d'aigremoine, de scolopendre, de cétérach, de chacune une demi-poignée; des cendres de serment nouées & pendues dans un linge; l'on fit bouillir le tout, pendant une demi-heure, dans une pinte d'eau de fontaine pour l'usage.

Je fis faire sur les ulceres des jambes, des embrocations, avec la décoction de la plante appellee *illecebra*, dont je faisois aussi appliquer le mare deux fois par jour sur les parties ulcerées.

Cette méthode délivra la malade de toutes ses infirmités; elle survécut encore dix ou douze ans après en parfaite santé.

QUATRIEME OBSERVATION.

Hydropisie avec ulceres aux jambes.

LE 17 Février 1724, m'étant trouvé au village de Graffigny, situé à une petite lieue de Bourmont, je fus consulté par l'Epouse de M. de Germevillier, ancien Officier des

Gardes du Corps, attaquée d'une Hydropiſie anarſaque, avec ulcere & écoulement dans une de ſes jambes, la malade étoit alors âgée d'environ quarante ans. Comme ſes régles l'avoient quittée depuis peu, j'attribuois l'Hydropiſie à leur ſuppreſſion, qui avoit cauſé des obſtructions dans les viſceres, & ſurtout dans les glandes de la matrice; c'eſt pourquoi, pour débarraſſer ces obſtructions, je commençai par purger la malade avec une once & demie de la clairette purgative ſuivante.

Prenez eau-de-vie de Languedoc une chopine, jalap concaſſé une once, canelle un gros, coriandre, crême de tartre, ſantal citrin, ſantal rouge, de chacun un demi-gros; faites infuſer le tout au ſoleil en l'été, & ſur des cendres chaudes pendant l'hiver, dans une bouteille bien bouchée, ayant ſoin de la remuer ſouvent, & y ajouter un morceau de ſucre; la doſe eſt depuis une once juſqu'à deux.

La malade en prit une once & demie tous les quatre jours; on lui fit matin & ſoir des embrocations aux jambes avec la décoction d'illecebra. Ces ſeuls remedes, accompagnés d'un régime exact, la guérirent parfaitement.

CINQUIEME OBSERVATION.

Hydropisie & Marasme.

Le 10 Janvier *1728*, un pauvre Jardinier nommé Barbillon, demeurant pour lors sous le pont de la porte S. Nicolas de Nancy, me fit prier de le secourir dans ses infirmités & dans ses miseres. Il étoit au lit malade depuis sept à huit mois, âgé de soixante-cinq ans, d'une maigreur extrême, avec fievre lente & enflure de tout le corps, buvant beaucoup, urinant tres-peu & le pouls concentré ; symptômes confirmatifs de l'Hydropisie formée. La maigreur & l'âge du sujet ne me permettoient pas de le mettre à l'usage des opiates fondants, ni de la clairette purgative, ces remedes étant trop violens ; ainsi je lui conseillai de se purger de trois jours l'un, avec un demi-gros seulement de la poudre hydragogue suivante.

Prenez crême de tartre une once, diagrede deux gros, hermodate, jalap, mechoacam, turbith, de chacun deux gros ; faites une poudre fine, dont la dose sera depuis un demi-gros jusqu'à quatre scrupules.

Je lui prescrivis pour boisson ordinaire, la tisanne faite avec les racines de bruscus, d'anis, d'eryngium, de garance & la reglisse. Ces remedes désenflerent insensiblement

ment le malade ; mais la fievre lente persistoit toujours dans le même état : c'est pourquoi je lui ordonnai de prendre tous les matins & soirs un verre du vin febrifuge suivant.

Prenez bayes de genievre une poignée, racines de chausse-trappe, de benoitte, de gentiane, de chacun une demi-once ; sommités d'absynthe, de petite-centaurée de chacune une poignée ; faites infuser à froid pendant vingt-quatre heures, dans trois livres de vin vieux ; coulez : le malade en prendra deux verres par jour, un le matin & l'autre le soir.

Ce vin est apéritif & febrifuge, & pouvoit en émoussant les pointes des acides fievreux, enlever les obstructions, puisque le malade fut guéri contre toute espérance, & de son Hydropisie & de sa fievre lente.

SIXIEME OBSERVATION.

Hydropisie universelle.

LE 23 Février *1727*, le nommé Douillot, Jardinier à Nancy, me fit prier de lui donner mes soins, pour lui procurer sa guérison. Il étoit tellement enflé par tout le corps, & avoit la respiration si courte, qu'il ne pouvoit passer un demi-quart d'heure dans son lit, sans danger de suffocation.

Les principaux ſymptômes de ſa maladie étoient la toux, l'oppreſſion de poitrine, la fievre lente, la ſoif, la concentration du pouls, les urines briquetées & en petite quantité. Comme cette Hydropiſie univerſelle étoit d'une fievre quarte, & quelle avoit la ſuite pour cauſe prochaine les obſtructions des viſceres occaſionnés par le quinquina qu'on avoit prodigué ; je lui conſeillai de ſe purger de quatre en quatre jours, avec deux onces de la clairette purgative ſuivante.

Prenez jalap en poudre une once ; faites infuſer ſur des cendres chaudes, pendant vingt-quatre heures, dans une chopine d'eau-de-vie de Languedoc, en remuant ſouvent la bouteille, après quoi on paſſera la liqueur, & on y ajoutera un quarteron de ſucre ou un verre de ſyrop de capillaire pour l'uſage. Les jours d'intervalle, je fis prendre le vin amer ſuivant.

Prenez bayes de genievre, racines de gentiane, de quinte-feuille, de germandrée, de chamœdrys, de caryophyllata, de chacune demi-once ; ſommités de petite-abſynthe, de petite-centaurée, de chacune une demi-poignée ; faites infuſer le tout à froid pendant la nuit, dans deux pintes de bon vin blanc ou clairet, dont le malade prendra trois verres chaque jour ; ſavoir, un verre le matin à jeun, un autre verre deux heures après le dîner, & un troiſieme verre à l'heure du ſommeil.

Le malade uſa de ce vin pendant cinq ou ſix ſemaines, il ſe trouva très-bien rétabli contre toute eſpérance de guériſon

---

SEPTIEME OBSERVATION.

Hydropiſie aſcite.

LE 28 Février 1729, le nommé Tyriet, de Nancy, me fit appeller pour le guérir d'une Hydropiſie aſcite, ayant le pouls petit, concentré, le ventre enflé & tendu comme la peau d'un tambour, étant fort altéré & urinant très-peu. Cette eſpece d'Hydropiſie eſt cauſée par une conſtitution foible & aqueuſe du ſang, dont la ſéroſité ſe dépoſe par épanchement dans le bas-ventre, & cauſe l'enflure avec tenſion de tout l'abdomen; elle ſe nomme Hydropiſie aſcite, pour la diſtinguer de l'anaſarque ou univerſelle, qui occupe toutes les parties du corps.

Mon indication ſe porta à faire évacuer, par les ſecours des purgatifs, les ſéroſités contenues dans l'abdomen; & pour y réuſſir, je fis prendre le matin, de quatre jours l'un, au malade, deux onces de clairette purgative, compoſée avec une once de jalap en poudre, une chopine d'eau-de-vie du Languedoc, & un verre de ſyrop de capillaire; je lui faiſois prendre auſſi de temps en temps un gros de poudre hydragogue délayé dans un bouillon ; & pour boiſſon ordinaire, les eaux de la fontaine de S. Thiebault. Ces ſeuls remedes réitérés pendant pluſieurs ſemaines, tirerent le malade d'affaires.

HUITIEME OBSERVATION.

Hydropiſie de poitrine.

LE 22 Avril *1729*, Mademoiſelle de Noiſet, âgée d'environ vingt-quatre ans, me fit inviter de l'aller voir à Cuſtine, village diſtant de deux lieues de Nancy. Elle ſe plaignoit de foibleſſes, de cardialgies, de difficultés de reſpirer. Son viſage étoit bouffi le matin, & ſes jambes s'enfloient le ſoir. Elle ne pouvoit repoſer que la tête & la poitrine fort élevées ; ſymptômes qui caractériſent l'Hydropiſie de poitrine, provenant des ſéroſités épanchées dans cette cavité, à l'occaſion des tubercules qui compriment les vaiſſeaux ſanguins des poumons. Mon indication ſe porta d'abord à faire diſſoudre les duretés, & évacuer la ſéroſité épanchée, par le ſecours des purgatifs hydragogues ſuivans.

Prenez infuſion de ſéné faite avec les correctifs quatre onces, diſſolvez une once de manne de Calabre, la poudre contre l'Hydropiſie deux ſcrupules, ſyrop de nerprun une once ; faites une potion à prendre le matin.

La malade fut très-bien purgée avec cette potion ; je la fis réïtérer de huit jours en huit jours, & les jours d'intervalle, je lui fis prendre tous les matins vingt grains de cloportes en poudre, & autant de ſel de Glauber délayé dans un verre de décoction de racines de freſne, de ſureau, de groſeiller ſauvage & de feuilles de pervenche : quelques ſemaines après, elle fut parfaitement rétablie.

NEUVIEME OBSERVATION.

Hydropiſie univerſelle.

LE 13 Juin *1729*, la Veuve du Haut, âgée de ſoixante-neuf ans, attaquée d'une Hydropiſie anaſarque, maladie qui étoit regardée comme incurable, tant à cauſe du grand âge de la malade, que par rapport à l'Hydropiſie univerſelle qui étoit formée ; cependant comme on ne doit jamais abandonner les malades qu'après la mort, & que, *in caſu deſperato meliùs eſt experiri remedium anceps quàm nullum*, j'entrepris la guériſon de la maniere ſuivante.

Je fis prendre pour boiſſon ordinaire, la tiſanne faite avec les racines de bruſcus, d'aſperges, d'anonis, de garance, de chacune une once ; les cendres de ſarment de vignes enfermées dans un nouet une poignée, la regliſſe demi-once, le tout dans deux pintes d'eau.

Je fis purger la malade de trois jours en trois jours, avec deux ſcrupules de poudre hydragogue délayés dans un bouillon. Et comme ſes jambes étoient extrêmement enflées, je les faiſois fomenter tous les matins & ſoirs, avec partie égale d'eau de chaux & de fleurs de ſureau. Par cette méthode, la malade fut parfaitement guérie de ſon Hydropiſie.

DIXIEME OBSERVATION.

Hydropiſie pendant une groſſeſſe.

LE 9 Août *1729*, la femme du nommé Pierre Neguin, demeurant à Nancy, âgée d'environ vingt-cinq ans, étant groſſe de quatre ou cinq mois, me fit prier de la guérir d'une Hydropiſie univerſelle qui lui étoit ſurvenue depuis ſa groſſeſſe ; ſes pieds, ſes jambes & ſes cuiſſes étoient ſi prodigieuſement enflées, que l'on pouvoit voir facilement au travers de la peau, une chandelle allumée ; toutes les autres parties du corps l'étoient à proportion ; deſorte qu'il auroit été abſolument impoſſible à cette femme d'accoucher, ſi elle n'eût été guérie avant le terme de l'accouchement. L'Hydropisie formée est toujours très-dangereuse à une femme grosse, cependant j'entrepris la guérison en la maniere suivante.

Je prescrivis pour boisson ordinaire, l'eau de la fontaine S. Thiebault, fontaine minérale, dont les eaux sont ferrugineuses & apéritives. Je lui fis prendre de trois jours l'un, un demi-gros de poudre hydragogue, avec une once de manne ; & tous les matins les jours d'intervalle, vingt grains de cloportes en poudre. Ces remedes apéritifs, donnés en petite quantité, firent un si bon effet, que la malade fut parfaitement guérie avant sa couche.

ONZIEME OBSERVATION.

Hydropisie pendant grossesse.

LE 20 Octobre 1729, je fus appellé pour procurer la guérison à la femme du nommé Michel, demeurant près la Neuve-Primatiale à Nancy, âgée d'environ quarante ans, attaquée d'une Hydropisie anasarque pendant sa grossesse, maladie d'autant plus délicate à traiter, que les remedes contre l'Hydropisie sont très-préjudiciables à la grossesse, & qu'il faut beaucoup de ménagement pour guérir l'un sans danger d'avortement pour l'autre. Cependant il étoit très-nécessaire de guérir l'Hydropisie, sans quoi la malade n'auroit jamais pû parvenir jusqu'à la fin de sa grossesse, ni accoucher en pareil état; je pris donc le parti de donner à la malade les poudres apéritives, mais en petite dose de la maniere suivante :

Prenez crême de tartre une once, diagrede, hermodates, jalap, mechoacam, turbith, de chacun deux gros; faites une poudre très-déliée, dont la dose sera d'un demigros à prendre le matin de quatre en quatre jours, avec une once de manne délayée dans bouillon.

Je lui prescrivis pour boisson ordinaire, l'eau de la fontaine S. Thiebault, dans laquelle je faisois mêler tous les matins vingt grains de cloportes en poudre, excepté les six jours de purgation. Elle fut guérie de son Hydropisie, ensuite elle accoucha heureusement.

DOUZIEME OBSERVATION.

Hydropisie universelle.

Le 11 Avril *1730*, le nommé Dominique Laloi, demeurant à Nancy près le Bureau de Tabac, dont tout le corps étoit enflé depuis la tête jusqu'aux pieds, me fit prier de le guérir. L'Hydropisie avoit pour cause prochaine les obstructions du foye & des autres viſceres, qui comprimoient les vaiſſeaux ſanguins & faiſoient épancher la ſéroſité du ſang par tranſſudation ; je pris le parti de lui preſcrire des apéritifs de la maniere ſuivante :

Prenez racines d'aſperges, d'anonis, de bruſcus, de rubia tinctorium, les écorces des racines de freſne, de ſureau & la regliſſe, de chacune une once pour deux pintes de tiſanne à prendre pour boiſſon ordinaire. Il prit auſſi de quatre en quatre jours, un petit verre de clairette purgative, dont il fut guéri cinq à ſix ſemaines après l'uſage de ces remedes.

TREIZIEME OBSERVATION.

Hydropiſie & Catharre.

Le 26 Mars de l'année *1731*, le ſieur Richard, Marchand Tanneur à Nancy, fut attaqué, à l'âge de ſoixante-cinq ans, d'un catharre avec paralyſie de la moitié du corps. Cette maladie fut la ſuite d'une Hydropiſie univerſelle, dont il étoit incommodé depuis longtems : après une conſultation avec M. Bagard, Médecin, il fut convenu de mettre le malade à l'uſage des eaux de Bourbonne, & en même-temps de lui faire prendre le matin, de quatre en quatre jours, deux onces de la clairette purgative ſuivante :

Prenez une chopine d'eau-de-vie de Languedoc, mesure de Nancy, & une once de jalap en poudre, que l'on mêlera ensemble, & que l'on fera infuser pendant vingt-quatre heures sur des cendres chaudes, en remuant de temps en temps la bouteille, afin de faire dissoudre la résine de jalap; après quoi on coulera la liqueur, avec expression du marc, & l'on y ajoutera un bon gobelet de syrop de capillaire ou de nerprun, si l'on veut la rendre plus purgative. Nous fîmes prendre deux onces de cette boisson au malade, dont il fut copieusement purgé; le lendemain il se mit à l'usage de l'eau de Bourbonne, il en prit seulement une angloise la premiere journée, le second jour il prit une angloise & un tiers; le troisieme, une angloise deux tiers, & le quatrieme deux angloises; le cinquieme, il fut purgé comme ci-devant, & il continua de prendre la même dose, tant de la clairette purgative que des eaux de Bourbonne, pendant la quinzaine, avec un si bon succès, qu'ayant ensuite été purgé trois ou quatre fois avec la même clairette, toutes ses eaux étant évacuées; il fut si bien guéri, dans l'espace de trois semaines, de l'une & de l'autre de ces maladies compliquées, qu'il vécut encore dix ou douze ans au-delà, & mourut de grande vieillesse & de caducité.

QUATORZIEME OBSERVATION.

Hydropiſie invétérée.

Le 12 Juillet 1731, Marie Fremont, attaquée depuis trente-ſix ans d'une Hydropiſie univerſelle, ayant le ventre & les autres parties du corps ſi prodigieuſement enflées, qu'elle ne pouvoit marcher qu'avec des béquilles, me fit inviter d'avoir ſoin du rétabliſſement de ſa ſanté; ce qui me parut d'abord impoſſible, eû égard à la longue durée de la maladie; cependant, contre toute eſpérance de guériſon, je conſeillai à la malade de prendre de quatre en quatre jours, un gros de la poudre hydragogue ſuivante:

Prenez turbith, mechoacam, hermodates, jalap, de chacun deux gros; crême de tartre une demi-once, diagrede un gros; mêlez & faites une poudre, dont la doſe ſera depuis un demi-gros juſqu'à quatre ſcrupules; je lui preſcrivis, pour ſa boiſſon ordinaire, la tiſanne avec les racines d'aſperges, d'anonis, de bruſcus, de garance, les écorces de freſne, de ſureau, de chacune une once, la regliſſe une demi-once, le tout bouilli dans cinq chopines d'eau de fontaine, réduit à un pot. La malade ayant fait un long uſage de ces remedes, ſe trouva inſenſiblement déſenflée & guérie.

QUINZIEME OBSERVATION.

Hydropisie.

Le 28 Janvier 1732, je fus invité d'avoir soin du rétablissement de la santé de la nommée des Lauriers, demeurante à Nancy, attaquée d'une Hydropisie anasarque : la malade avoit tout le corps édémateux, le pouls petit, concentré, urinant très-peu, d'où s'ensuivoit l'épanchement ; par conséquent toute mon indication se réduisoit à enlever les obstructions, & à évacuer les sérosités extravasées, tant par la voye des selles que par les urines.

Pour ce faire, je prescrivis d'abord à la malade un gros de poudre hydragogue à prendre le matin de quatre en quatre jours, incorporée avec un peu de syrop de nerprun, & un bouillon par-dessus.

Pour boisson ordinaire, la tisanne faite avec les racines d'asperges, d'ortie, les écorces de fresne, de sureau, de groseiller sauvage, de chacune une once, la réglisse demi-once, les cendres de sarment de vignes une poignée, nouée dans un linge ; le tout bouilli dans une suffisante quantité d'eau de fontaine, réduite à deux pintes pour l'usage. Le bol & la tisanne réitérés plusieurs fois, rétablirent la malade en parfaite santé

SEIZIEME OBSERVATION.

Hydropisie anasarque.

Je fus appellé le 8 Septembre 1732, pour procurer le rétablissement de la santé à la femme du sieur Emery, Maître Tailleur d'habits, âgée d'environ trente ans, & attaquée, depuis plusieurs années, d'une Hydropisie anasarque, avec maigreur & fievre lente, provenant d'obstructions & de la compression des glandes des visceres, qui laissoient échapper la sérosité dans le bas-ventre, & de-là dans les autres parties du corps; ainsi pour dissiper & résoudre les obstructions, & pour évacuer la sérosité épanchée, je conseillai à la malade de prendre le matin, de quatre en quatre jours, un gros de la poudre hydragogue prescrite ci-dessus, après l'avoir délayée dans une écuelle de bouillon; & deux heures après, de prendre un autre bouillon fait avec du veau.

Je lui conseillai aussi de prendre, tous les matins, les jours d'intervalle, un gros de l'opiate suivant:

Prenez extrait de séné, de rhubarbe, d'aloës, de chacun deux gros; saffran de Mars apéritif demi-once, sel d'absynthe, crême de tartre, de chacun un gros; résine de jalap demi-gros, avec le syrop des cinq racines apéritives; faites un opiate dont la malade prendra un gros tous les matins, & boira par-dessus un gobelet d'eau de la fontaine S. Thiebault. Elle fut parfaitement guérie par l'usage de ces remedes, desorte qu'elle se portoit encore bien en 1743.

DIX-SEPTIEME OBSERVATION.

Hydropisie pendant la grossesse.

LE 17 Janvier 1733, je fus invité de visiter la femme du nommé la Fleur, voiturier, attaquée d'une Hydropisie anasarque, pendant sa grossesse, maladie d'autant plus difficile à guérir, que la grossesse est un obstacle à la cure de l'Hydropisie ; cependant j'entrepris la cure de la maniere suivante :

Prenez jalap, turbith, mechoacam, diagrede, hermodates, de chacun deux gros; crême de tartre une once, faites du tout une poudre très-déliée.

Je fis prendre à la malade le matin, de quatre jours l'un, un demi-gros ou deux scrupules de cette poudre hydragogue délayée dans un peu de bouillon ou de thé.

Et pour boisson ordinaire, de la tisanne faite avec les racines d'asperges, de gramen, & la reglisse bouillies avec l'eau de la fontaine S. Thiebault; par cette méthode la malade désenfla totalement, ses eaux s'évacuerent par les selles & par les urines ; elle fut guérie & en état d'accoucher facilement & à terme.

DIX-HUITIEME OBSERVATION.

Hydropisie de poitrine.

Le 4 Septembre 1733, M. Fregau, Curé de Flavigny, m'envoya sa voiture pour me transporter sur les lieux & avoir soin du rétablissement de sa santé. Il étoit pour lors âgé de cinquante-huit ans, & attaqué d'une grande oppression de poitrine, & courte haleine, avec difficulté de respirer, fievre lente, toux, enflure de pieds & des jambes le soir, & le visage édémateux tous les matins ; ces symptômes réunis caractérisent une véritable Hydropisie de poitrine.

1°. L'oppression est causée par l'abondance des sérosités épanchées dans la cavité de la poitrine, qui compriment le cœur & les poumons, & les empêchent de se dilater suffisamment, pour recevoir l'air extérieur pendant l'inspiration.

2°. La fievre lente vient de l'effervescence d'un sang âcre & pituiteux.

3°. La toux est produite par l'irritation des branches & de la trachée artere, faite par les humeurs extravasées dans la poitrine, dont une partie ayant pénétré dans les poulmons, ſort par l'expectoration, & produit la toux.

4°. Les pieds & les jambes ſont enflés tous les ſoirs, parce que le malade reſtant debout ou aſſis pendant tout le jour, les humeurs ſereuſes tombent dans les parties où elles ont le plus de pente; au contraire, le malade reſtant couché pendant la nuit, les mêmes humeurs retournent vers les parties ſupérieures, d'où s'enſuit la tumeur édémateuſe du viſage, qui ſe trouve plus enflé le matin. Pour guérir cette maladie, toute l'indication ſe porta à évacuer les eaux épanchées ſur la poitrine & dans les autres parties du corps, par les ſecours de la clairette purgative ſuivante:

Prenez jalap en poudre une once, eau-de-vie de Languedoc une chopine, qũe vous ferez infuſer au ſoleil dans une bouteille bien bouchée, en la remuant de temps en temps, afin de faire réſoudre la réſine du jalap; ſept ou huit jours après, vous coulerez la liqueur avec expreſſion du marc, & vous y ajouterez un bon gobelet de ſyrop de capillaire, eau de canelle une once, crême de tartre un gros; on peut y mêler une demi-livre de ſucre à la place du ſyrop de capillaire, pour le rendre plus agréable au goût.

Le malade prendra de cette clairette purgative, le matin, de quatre en quatre jours, & immédiatement après un bouillon fait avec du veau.

Ce ſeul remede déſenfla le malade par l'évacuation

tuation des sérosités qu'il rendit par le bas en abondance ; desorte qu'il se trouva guéri quinze jours ou trois semaines après.

DIX-NEUVIEME OBSERVATION.

Hydropisie ascite.

PENDANT le mois de Janvier *1734*, je fus invité de procurer la guérison à la veuve Marchand, demeurant vis-à-vis les trois Maures à Nancy. Le bas-ventre de la malade étoit fort enflé, dur & tendre : on sentoit une tumeur circonscrite dans l'hypocondre droite ; elle urinoit très-peu, son pouls étoit petit, fievreux & concentré ; symptômes qui caractérisoient une Hydropisie ascite.

Pour parvenir à la guérison, je commençai par purger la malade avec une once & demie de clairette purgative qu'elle prit le matin, immédiatement après un bouillon fait avec un jaret de veau. Je fis aussi appliquer sur l'hypocondre droit, l'emplâtre diachylon gommé. La médecine réïtérée de quatre en quatre jours, fit un effet si sensible, que la malade se trouva désenflée & guérie quelque-tems après.

VINGTIEME OBSERVATION.

Hydropisie de poitrine.

Le 28 Septembre *1734*, je fus appellé pour traiter la femme du nommé la Liberté, demeurant à Nancy. La toux, l'oppression de poitrine, les foiblesses, le pouls petit, concentré & défaillant, la tumeur édémateuse des pieds & des jambes, principalement le soir, la difficulté de rester couchée dans son lit, sans avoir la tête & la poitrine fort élevée, une espece de fluctuation dans la poitrine en se retournant de côté & d'autre, sont les symptômes essentiels de l'Hydropisie de poitrine, dont cette malade étoit attaquée.

Cette maladie est très-difficile à connoître dans son commencement; on ne s'en apperçoit ordinairement, que lorsqu'elle est devenue incurable; & je peux dire, avec vérité, qu'elle étoit inconnue à nos anciens Médecins de Nancy, avant l'année *1730*. Les Hydropiques de poitrine passoient pour Asthmatiques ou pour Pleurétiques; & autant de saignés, autant de morts.

Pour convaincre les plus célebres qui exerçoient pour lors à Nancy, je fus obligé de faire ouvrir en leur présence, quelques personnes mortes d'Hydropisie de poitrine, & entr'autres la femme de M. Vautrin, Conseiller au Bailliage. Un des Médecins les plus accrédités, qui, dans plusieurs consultations, avoit caractérisé cette maladie d'un Asthme convulsif, soutenant avec opiniâtreté que ce n'étoit pas une Hydropisie de poitrine, fut singulierement surpris & mortifié de voir à l'ouverture du sternum, la poitrine de cette dame si pleine d'eau, que ni le cœur, ni les poumons n'avoient aucune espace pour faire leur diastole, ce qui fit étouffer la malade par défaut de respiration & en vomissant le sang.

Tout le but que je me proposai pour la femme dudit la Liberté, fut l'évacuation des eaux contenues dans la poitrine, à quoi l'on ne put réussir que par le secours des hydragogues.

J'ordonnai donc de lui faire prendre le matin, de quatre en quatre jours l'un, une once & demie de clairette purgative, & un quart d'heure après un bouillon; les jours d'intervalle elle prenoit un gros de l'opiat suivant.

Prenez saffran de Mars apéritif six gros, extrait de fumeterre, de houblon, d'absynthe, de chicorée-sauvage, de chacun deux gros; cloportes préparés, jalap en poudre, de chacun un gros & demi; faites avec le syrop de chicorée composé, un opiat, dont la dose sera d'un gros tous les matins.

Après l'usage de ces remedes, la malade se trouva guérie de son Hydropisie de poitrine.

VINGT-UNIEME OBSERVATION.

Hydropisie pendant la grossesse.

Le 4 Octobre 1734, je fus appellé pour guérir la femme de Léonard Brousse, Vigneron, demeurant au Faubourg de Bonsecours, à Nancy, incommodée d'une Hydropisie anasarque pendant sa grossesse.

Dans l'état de grossesse les vaisseaux sanguins se trouvent considérablement tendus, & si comprimés dans certains sujets, qu'ils deviennent variqueux, & insensiblement la partie séreuse la plus liquide & la plus tenue, s'échappe à travers les tuniques des veines capillaires & s'extravase entre cuir & chair, & produit l'Hydropisie, maladie d'autant plus difficile à guérir, qu'elle est entretenue par la grossesse, qui s'augmente de jour à autre, & qui fait un obstacle & une contre indication dangereuse; parce que les remedes qui conviennent à la guérison de l'une, étant donnés sans précaution, pourroient devenir très-préjudiciables à l'autre.

Tout le parti qu'un sage Médecin doit prendre dans une pareille circonstance, c'est de prescrire les apéritifs les plus doux, & de les donner en moindre dose, tels que sont les suivans :

Prenez turbith, mechoacam, hermodates, jalap, diagrede, de chacun deux gros; crême de tartre une once; faites du tout une poudre très-fine, dont le malade prendra un demi-gros de trois jours en trois jours.

L'usage seul de cette poudre donnée en petite quantité, fit un si bon effet, que la malade fut guérie, & en état d'accoucher heureusement à la fin de sa grossesse.

VINGT-DEUXIEME OBSERVATION.

Hydropisie tympanite.

LE 12 Décembre *1734*, je fus invité d'avoir soin du rétablissement de la santé de la Demoiselle la Bussiere, rue des Prémontrés à Nancy, incommodée depuis plusieurs mois d'une Hydropisie tympanite, maladie très-rare & très-difficile à guérir.

Le bas-ventre de la malade étoit si dur & si tendu, qu'il rendoit du son comme un tambour, en frappant par-dessus. Cette dureté est causée partie par des sérosités, partie par des vents; c'est pourquoi, pour parvenir à une guérison radicale, je fis prendre d'abord à la malade le lavement purgatif & carminatif suivant.

Prenez feuilles de mauve, de pariétaire, de branche-ursine, d'origan & de sauge, de chacune demi-poignée ; ſemence d'anis & de fenouil, de chacune un gros ; fleurs de camomille & de melilot, de chacune une pincée, feuilles de ſéné trois gros ; faites bouillir le tout pendant une demi-heure dans une chopine & demie d'eau de fontaine ; l'on délayera dans la colature une once de catholicon, pour un lavement, dont la malade fut très-bien purgée.

Comme l'indication étoit d'évacuer les matieres ſéreuſes & venteuſes, je lui conſeillai de prendre de quatre en quatre jours, la potion purgative & carminative ſuivante :

Prenez ſéné mondé deux gros, rhubarbe un demi-gros, ſemences d'anis & de coriandre, de chacune un demi-gros ; faites infuſer le tout pendant la nuit ſur des cendres chaudes ; le lendemain matin l'on délayera dans la colature vingt grains de jalap en poudre une demi-once de ſel d'epſom, & deux gros d'eau de canelle, pour une médecine à prendre le matin de quatre en quatre jours.

Pour boiſſon ordinaire, j'ordonnai l'eau de la fontaine S. Thiebault, en interdiſant à la malade toutes ſortes de fruits, crudités, ſalades, aigreurs, laitages, ragoûts, en un mot tous les alimens indigeſtes. Par ce régime de vie & les remedes ci-deſſus, elle fut guérie après cinq ou ſix mois de maladie.

VINGT-TROISIEME OBSERVATION.

Hydropisie imminente.

LE 24 Février 1735, le nommé Jean Robert m'envoya prier de lui procurer la guérison d'une Hydropisie imminente dont il se trouvoit incommodé; il avoit les jambes, les cuisses & le ventre enflés & fort tendus, notamment le soir; enflure & tension qui provenoit vraisemblablement des embarras & obstructions qui s'étoient formés insensiblement dans les visceres du bas-ventre, & qui empêchoient la liberté de la circulation du sang dans les vaisseaux comprimés; ensorte qu'étant devenus variqueux, ils laissoient extravaser la partie sereuse, entre les muscles & les tégumens, d'où résultoit l'enflure.

Pour guérir cette maladie, il est nécessaire d'enlever les embarras ou obstructions qui en font la cause prochaine, & en même-temps d'évacuer les eaux épanchées, & d'empêcher qu'il ne s'en regenere de nouvelles, à quoi je réussis très-bien par le secours des remedes suivans:

Prenez saffran de Mars apéritif une demi-once; extrait de séné, de fumeterre, de houblon, d'aloës, de chacun deux gros; sel d'absynte, de tamarisc, crême de tartre, de chacun un gros; jalap & scammonée en poudre, de chacun un demi-gros, avec une ſ. q. de ſyrop des cinq racines apéritives; faites un opiat, dont la doſe eſt d'un gros par jour tous les matins, en prenant par-deſſus une décoction de feuilles de chicorée & d'aigremoine. J'ordonnai au malade de prendre chaque matin un gros de cet opiat apéritif & purgatif, ce qu'il fit avec ſuccès. Je lui faiſois prendre auſſi de quatre jours l'un, deux onces de clairette purgative, faite avec l'eau-de-vie d'Orléans une chopine, que l'on faiſoit infuſer ſur des cendres chaudes pendant vingt-quatre heures, avec une once de jalap en poudre, en remuant de temps en temps la bouteille, pour en faire diſſoudre la reſine, après quoi l'on paſſoit la liqueur par un linge, & l'on y ajoutoit un verre de ſyrop de nerprun ou de capillaire ou violat, pour en adoucir l'âcreté. Pendant l'été on met cette clairette infuſer au ſoleil : elle ſe donne ordinairement depuis une once juſqu'à deux, avec un régime de vie des plus exacts; & par les ſecours de ces remedes, le malade fut parfaitement guéri, de ſon Hydropiſie imminente.

VINGT-QUATRIEME OBSERVATION.

Hydropisie de poitrine.

LE 11 Mars 1735, la nommée Jeanne le Moine, demeurante au Fauxbourg S. Pierre, vis-à-vis l'auberge de l'Espérance, m'envoya chercher pour lui donner soulagement : elle avoit les jambes, les pieds, les cuisses & le ventre édémateux ; une grande difficulté de respirer; ne pouvant se tenir couchée, sans risquer la suffocation ; ayant de temps en tems des cardialgies, des foiblesses avec le pouls intermittent ; symptômes qui dénotoient un épanchement de sérosités, & qui caractérisoient l'Hydropisie de poitrine. Pour parvenir à la guérison de la malade, je commençai par lui faire prendre le matin, de quatre en quatre jours, une once & demie de la clairette suivante :

Prenez une chopine d'eau-de-vie de Languedoc, une once de jalap en poudre que vous ferez infuser l'espace de vingt-quatre heures, sur des cendres chaudes, en remuant de temps en temps la bouteille, afin de faire mieux dissoudre la résine de jalap, pour rendre la liqueur plus purgative, l'ayant coulée par un linge avec expression du marc. Je fis ajouter à la colature quatre onces de ſyrop de nerprun pour l'uſage, comme il a été dit ci-deſſus.

Par ce ſeul remede, la malade fut guérie, trois ſemaines après.

VINGT-CINQUIEME OBSERVATION.

Autre Hydropiſie de poitrine.

Le 2 Avril 1736, je fus conſulté par le ſieur Gazin l'aîné, âgé pour lors de cinquante-quatre ans; le Charlatan qui l'avoit traité, n'ayant pas connu ſa maladie, l'avoit fait ſaigner cinq ou ſix fois dans l'Hydropiſie de poitrine, enſorte que le malade, immédiatement après les ſaignées, devint enflé par tout le corps, avec une ſi grande oppreſſion, qu'il ne pouvoit reſter couché ſans un danger évident de ſuffoquer, je propoſai les hydragogues & les apéritifs, pour évacuer les ſéroſités épanchées dans toutes les parties du corps, notamment dans la poitrine & dans le ſcrotum, qui égaloit en groſſeur la tête d'un enfant. Les remedes que je lui preſcrivis, furent d'abord la poudre hydragogue, ci-devant décrite, à la quantité d'un gros, & enſuite l'uſage de l'opiat ſuivant:

Prenez extrait de Mars apéritif, de chicorée, d'aloës, de chacun trois gros; de rhubarbe quarante grains, mercure doux, cloportes en poudre, tartre martial soluble, sagapenum, gomme ammoniac, de chacun un demi-gros; sel d'absynthe, de tamarisc, de chacun un gros; faites avec le syrop des cinq racines apéritives, un opiat, dont la dose sera d'un gros tous les matins.

Pour boisson ordinaire, je fis prendre une tisanne faite avec les racines d'asperges, d'anonis, d'eryngium, de garance, l'écorce des racines de fresne, de sureau, de groseiller sauvage & la réglisse, le tout bouilli dans deux pintes & demie d'eau de S. Thiebault, & réduit à deux pintes. Ces remedes pris avec méthode, le guérirent dans trois semaines de temps, & il jouit encore actuellement (1748) d'un santé parfaite.

VINGT-SIXIEME OBSERVATION.

Hydropisie anasarque, Rhumatisme & Paralysie universelle.

LE 10 du mois de Mai *1738*, je fus chargé du rétablissement de la santé de la femme du nommé Normand, Maçon à Nancy, attaquée d'une Paralysie universelle, qui étoit la suite d'un Rhumatisme invétéré & négligé. Cette femme percluse avoit tout le corps édémateux, & souffroit, dans les membres, des couleurs très-considérables. La cause prochaine de sa maladie étoit une sérosité âcre, épanchée entre cuir & chair, qui picotoit par ſon acrimonie les membranes nerveuſes & muſculeuſes, & cauſoit un ſentiment de douleur très-vif, que l'on appelle communément Rhumatiſme goutteux. Cette ſéroſité étoit épanchée en ſi grande quantité, qu'elle cauſoit, non-ſeulement la douleur, mais l'enflure de tout le corps ; ce que nous appellons Hydropiſie anaſarque : de-là il réſultoit auſſi un relâchement, d'où s'enſuivoit la Paralyſie univerſelle.

Pour parvenir à la guériſon de ces trois maladies compliquées ; ſçavoir, de l'Hydropiſie, du Rhumatiſme goutteux & de la Paralyſie, ma premiere indication fut d'évacuer les ſéroſités du ſang épanchées dans l'abdomen & dans tout le corps, par le ſecours de la poudre hydragogue, dont je fis prendre à la malade un gros le matin, de quatre en quatre jours ; & dans les intervalles, je la mis à l'uſage de la tiſanne ſudorifique ſuivante :

Prenez racines de ſquine, de ſalſepareille, de gayac & de ſaſſafras, de chacune une once ; feuilles de ſauge, de marjolaine, d'yvette, de bétoine, de chacune une demi-poignée ; fleurs de ſtœchas, de romarin, de chacune une pincée ; régliſſe concaſſée une demi-once ; faites bouillir dans cinq livres d'eau de fontaine, juſqu'à conſomption du tiers ; puis infuſer ſur des cendres chaudes, pendant la nuit, pour faire une tiſanne, dont la malade prendra un verre le matin, un second verre deux heures après-dîner, & un troisieme en se couchant. Comme elle avoit une insomnie, je lui fis prendre de temps en temps à l'heure du sommeil, sept grains de pilules de cynoglosse. Lorsqu'elle fut en meilleur état, je la mis à l'usage des eaux de Bourbonne, dont je lui fis prendre, tous les matins, environ trois livres. Cette méthode réussit si bien, qu'elle se trouva guérie cinq ou six semaines après, de son Hydropisie, de sa Paralysie & de son Rhumatisme goutteux.

VINGT-SEPTIEME OBSERVATION.

Hydropisie anasarque pendant la grossesse.

LE 15 Mai 1739, je fus appellé par la femme du sieur Bailly, Marchand Chaussetier à Nancy, qui étoit dans son sixieme mois de grossesse, & en même-temps attaquée d'une Hydropisie anasarque ou universelle; elle avoit tout le corprs édémateux, notamment le ventre, les cuisses & les jambes, avec une oppression de poitrine si considérable, qu'elle ne pouvoit dormir que la tête & la poitrine fort élevées: l'Hydropisie étoit un obstacle à la grossesse, & la grossesse à l'Hydropisie; les remedes qui conviennent à l'une, sont contraires à l'autre;

cependant il est absolument nécessaire de guérir une femme dans cet état, autrement elle risqueroit à perdre la vie avec son enfant. Je pris donc le parti de lui prescrire le matin, de quatre en quatre jours, un demi-gros de la poudte hydragogue suivante :

Prenez turbith, mechoacam, hermodates, diagrede, jalap, de chacun deux gros; crême de tartre une once; faites du tout une poudre très-fine, dont la malade prendra un demi-gros le matin de quatre en quatre jours. Pour boisson ordinaire, je lui fis faire une tisanne avec les racines de chicorée sauvage, d'asperges, de gramen, écorce de groseiller, fruit de cinorrhodon, & d'alkékenge, de chacun une once, réglisse une demi-once, que vous ferez bouillir pendant une demi-heure, dans un pot d'eau de fontaine, pour boisson ordinaire : dans la quinzaine, l'usage de ces remedes fit évacuer toutes les sérosités épanchées, & la malade fut rétablie en parfaite santé.

VINGT-HUITIEME OBSERVATION.

Hydropisie anasarque.

LE 8 Novembre *1741*, le sieur Desmoulin demeurant près la Porte Royale à Nancy, attaqué d'une Hydropisie universelle, me fit prier d'avoir soin du rétablissement de sa santé ; il étoit extrêmement maigre, & pour ainsi dire, dans le marasme, fort enflé, particulierement à l'abdomen, au scrotum & aux jambes; épanchement causé par les obstructions des visceres du bas-ventre; par conséquent toute mon indication se porta du côté des purgatifs & des apéritifs; des purgatifs afin de faire évacuer par le bas les sérosités épanchées dans différentes parties du corps; des apéritifs pour fondre & dilater les obstructions, pour les ouvrir, les enlever, & donner, par ce moyen, plus de liberté au sang dans sa circulation; je commençai donc par faire prendre au malade, de quatre en quatre jours, deux onces de clairette purgative, faite avec une chopine d'eau-de-vie de Languedoc, une once de jalap en poudre, & un verre de syrop de cinq racines ou de capillaire, comme il a été dit ci-devant; les jours d'intervalle je lui faisois prendre tous les matins, un gros d'opiat apéritif; il fut désenflé douze ou quinze jours après.

VINGT-NEUVIEME OBSERVATION.

Hydropisie universelle.

LE 8 Février *1743*, je fus appellé pour visiter le nommé Tyriet, demeurant à la Paroisse de S. Pierre à Nancy; il étoit âgé de cinquante-cinq ans, attaqué d'une Hydropisie anasarque ; & comme il avoit déjà été guéri d'une pareille maladie, par la clairette purgative, je lui conseillai d'en prendre deux onces le matin, de quatre en quatre jours, immédiatement après un bouillon : ce qui l'a guéri dans la quinzaine ; & pour prévenir la récidive, je lui fis faire encore une pinte d'eau de clairette purgative, avec l'eau-de-vie le jalap & le syrop de capillaire, dont il prend tous les mois deux onces : par ce moyen il se préserve des rechutes d'Hydropisie, dont il est menacé.

TRENTIEME OBSERVATION.

Hydropisie ascite invétérée.

LE premier Mai *1744*, je fus invité de visiter & traiter la femme du nommé Guiuirne, demeurant au Faubourg S Pierre, âgée d'environ quarante-cinq ans, & attaquée depuis onze ans, d'une Hydropisie ascite si considérable, que son ventre avoit au moins six pieds de circonférence, & qu'il pendoit, lorsqu'elle étoit debout, jusqu'à la jarretiere ; la rétention d'urine, la fievre lente, l'oppression & la grande difficulté de respirer, jointes aux palpitations de cœur, dénotoient certainement une mort très-prochaine ; ce ne fut qu'à cette derniere extrémité que la malade consentit à l'opération, sans quoi elle n'avoit n'avoit pas vingt-quatre heures à vivre. La tension du ventre étoit si considérable, qu'il étoit crevassé au-dessus du pubis, parce qu'il ne pouvoit plus s'étendre d'avantage.

1°. L'urine se filtrant en petite quantité, par rapport a la compression des glandes rénales & des ureteres, étoit obligée de s'extravaser & de causer l'enflure & la tension du bas-ventre.

2°. La fievre lente étoit produite par un sang sec, enflammé, & dépourvu de sa partie séreuse qui s'étoit extravasée.

3°. L'extravasation des sérosités ne s'étoit pas faite seulement dans le bas-ventre, mais elle étoit montée jusqu'à la poitrine; & les poumons se trouvant comprimés par les sérosités, n'avoient pas la liberté de se dilater dans l'inspiration; par conséquent l'oppression de poitrine étoit la suite de la compression du poumon.

4°. Les palpitations étoient si violentes, qu'en mettant la main sur la région du cœur, l'on sentoit ce viscere faire des bonds & des mouvemens considérables, & quelquefois même precipités. *Voyez* mon Traité du pouls, Chap. 24. (Il en vient de paroître une nouvelle Edition qui se vend chez Didot le jeune, Quai des Augustins.)

La maladie étant pressante à cause du danger de suffocation, je fis avertir les sieurs Petit, Didier & Collin, Chirurgiens trèsrenommés, pour le lendemain, second jour du mois de Mai.

Toute chose ayant été préparée, l'on fit asseoir la malade sur le bord de son lit, & le Chirurgien ayant remarqué l'endroit où se devoit faire la ponction, qui étoit à trois ou quatre travers de doigts à côté & au-dessous du nombril; il plongea son trois-quart, garni d'une canulle dans le ventre de la malade, & l'ayant retiré, il sortit par la canule une eau claire, lympide & fort transparente, dont on remplit quatre seaux; ce qui faisoit, pour la totalité, cent livres d'eau que l'on tira en une seule fois du corps de cette femme.

Je remarquai pendant l'écoulement des eaux, en mettant la main sur la région du cœur de la malade, qu'à proportion qu'elles s'évacuoient, son pouls & son cœur reprenoient leurs mouvemens naturels, & qu'immédiatement après l'opération, le pouls fut sans fievre & sans aucune intermission; mais il étoit foible & concentré.

Après l'évacuation des eaux, les peaux du ventre de la malade pendoient de tout côté: on lui fit des embrocations avec la sauge, les roses de provins & les sommités de mille-pertuis, bouillies dans du gros vin rouge; & comme la malade étoit dans de grandes foiblesses, je lui fis donner de temps en temps quelques cuillerées d'eau de canelle; en même-temps je lui prescrivis pour boisson ordinaire, une tisanne avec les racines de chicorée, de fraisier, d'alhea, d'oseille & de reglisse.

Mais comme les eaux qui étoient dans la capacité de l'abdomen n'avoient pû s'évacuer entierement, à cause de l'affaissement des parties, & qu'il en restoit encore un bon quart dans le bas-ventre; quelques jours après, ayant égard aux forces de la malade, je commençai par lui donner le matin, de quatre en quatre jours, un demi-gros de poudre hydragogue, en augmentant la dose à proportion de l'accroissement de ses forces. Je continuai de cette maniere à lui faire prendre la tisanne & la poudre, jusqu'à parfaite guérison; guérison qui a été radicale & sans aucune récidive, cette femme n'ayant eu que quelques accès de fievre tierce, depuis l'année 1744, jusqu'à la présente année 1754. Le grand Riviere, dans ses observations communiquées, *page 26*, rapporte l'histoire d'une femme hydropique, dans le ventre de laquelle l'on trouva quatre-vingt-dix livres d'eau après sa mort.

TRENTE-UNIEME OBSERVATION.

Hydropisie universelle.

Le 18 Octobre *1744*, je fus mandé pour me transporter à Custine, afin d'apporter du soulagement au sieur Morel, Garde-du-Corps du Roi de Pologne, attaqué d'une Hydropisie symptomatique : le ventre, les cuisses, les jambes, les pieds, & généralement toutes les parties du corps étoient si enflées & si remplies d'eau, que la peau de tout son corps étoit aussi tendue que celle d'un tambour. Le scrotum surpassoit la grosseur de la tête d'un enfant. Dans cet état, le malade étoit si oppressé, qu'il étouffoit étant au lit, & qu'il ne pouvoit rester que dans un fauteuil. Les vaisseaux sanguins étoient si comprimés, & la poitrine si resserrée, qu'il crachoit le sang; les urines étoient totalement supprimées, le pouls étoit petit, tendu, fréquent & fievreux.

Pendant le séjour que le Roi de France fit à Luneville, les Gardes du Corps du Roi de Pologne furent long-temps en exercice & à cheval; celui-ci s'étant retenu d'uriner pendant un temps considérable, il se fit une tension avec inflammation dans la vessie & dans les ureteres, qui intercepta totalement le passage de l'urine, d'où s'ensuivit l'enflure de tout le corps, & les autres symptômes ci-dessus rapportés : ma premiere indication fut la saignée du bras, afin de diminuer l'inflammation & la tension; en même-temps un lavement laxatif, comme ci-après, afin de relâcher les organes des reins & de la vessie.

Prenez feuilles de mauve, de pariétaire, de brancursine, de violettes, de chacune une poignée; fleurs de camomille, de melilot, de chacune une demi-poignée ; graines de lin enfermées dans un nouet deux onces ; faites bouillir dans une ſuffiſante quantité d'eau de riviere, & diſſoudre dans une livre de la colature, diaphénic une once, huile de lin trois onces ; faites un lavement qui ſera pris ſur le champ.

Tous les conduits étoient ſi bouchés, qu'il ne put recevoir ce lavement ; je lui fis appliquer le marc ſur le bas-ventre.

Le lendemain je fis réitérer la ſaignée du bras, & je preſcrivis le julep ſuivant :

Prenez eaux de pariétaire, de laitue, de chacune deux onces, ſel de prunelle un gros, eſprit de ſouffre ſix gouttes, ſyrop violat une once, huile d'amendes douces deux onces ; mêlez & faites un julep qui ſera pris par cuillerée.

Ce julep commença à faire couler quelques gouttes d'urine ; mais le malade crachant encore le ſang, fut ſaigné une troiſieme fois, en même-tems je lui preſcrivis la tiſanne ſuivante :

Prenez racines de petit-houx, d'aſperges, de chacune une once ; graines de lin enfermées dans un nouet une once & demie, régliſſe effilée ſix gros ; faites bouillir dans cinq livres d'eau de fontaine, pour en faire la boiſſon ordinaire du malade.

Nonobſtant l'uſage de cette tiſanne, du julep & du cataplaſme, la tenſion & l'érétiſme continuant, je fus contraint de preſcrire une quatrieme ſaignée du bras au malade ; alors son pouls commença à se détendre, & son oppression à diminuer; on fit inutilement plusieurs tentatives pour lui donner quelques lavemens, qu'il ne put recevoir dans ces circonstances: je lui fis prendre deux fois le jour les bains d'eau douce, qui firent un assez bon effet. Enfin, vers le septieme jour de la maladie, je me déterminai à purger le malade avec un gros de poudre hydragogue qu'il prit le matin dans un bouillon; il rendit par bas quantité de sérosités, & sa poitrine commença à se degager.

Deux jours après j'ordonnai une pareille médecine, à laquelle je fis ajouter huit grains de jalap en poudre; il fut purgé copieusement. La fievre, l'oppression de poitrine, le crachement de sang s'étant dissipés, l'enflure étant considérablement diminuée, je pris congé du malade pour retourner à Nancy, d'où je lui envoyai une bouteille de clairette purgative, avec invitation d'en prendre deux onces le matin, de quatre en quatre jours; ce qu'il exécuta à la lettre; il s'est parfaitement rétabli environ un mois après l'invasion de sa maladie.

TRENTE-DEUXIEME OBSERVATION.

Hydropisie universelle.

Le 2 Septembre 1744, je fus invité de visiter & de guérir le fils du sieur Jaquinot, Officier de la Gruerie de Nancy, âgé d'environ vingt ans, attaqué d'une enflure universelle de tout le corps, avec rétention d'urine, espece d'Hydropisie qui se nomme anasarque; comme elle étoit symptômatique & qu'elle avoit pour cause la rétention d'urine, qui s'étoit épanchée entre cuir & chair, je prescrivis au malade la saignée du bras qui fut réitérée jusqu'à trois fois, contre les régles ordinaires de la cure de l'Hydropisie; régles que l'on doit négliger en pareil cas, pour s'attacher à la cause du mal, & non aux symptômes; ensuite je fis donner au malade un lavement laxatif & émollient, auquel j'ajoutai demi-once de thérébenthine, deux onces de miel mercurial & autant d'huile de lin; je fis en même-temps appliquer le marc sur le bas-ventre du malade. Ces remedes commencerent à ouvrir les conduits urinaires, en amollissant les fibres qui étoient trop tendus; j'ordonnai ensuite un gros de la poudre hydragogue, que le malade prit dans un bouillon, ce qui le soulagea par l'évacution des eaux que cette médecine lui fit faire. Je lui prefcrivis auffi les eaux de la fontaine St Thiebault, pour boiffon ordinaire, & je fis réïtérer la poudre hydragogue de quatre en quatre jours.

Ces remedes donnés à propos, défenflerent le malade tellement, que dans la quinzaine il fut rétabli en parfaite fanté.

TRENTE-TROISIEME OBSERVATION.

Hydropifie de poitrine & jambe gangrenée.

Le 6 Octobre 1745, je fus invité de vifiter M. Menfuy, ancien Chevaux-léger de la Garde de S. A. R. âgé de foixante & quatorze ans, attaqué depuis quelques mois d'une Hydropifie de poitrine qu'il avoit prife jufqu'alors pour un afthme, de même que celui qui l'avoit foigné auparavant. Cette maladie avoit commencée par une toux légere; il s'appercevoit de quelques liqueurs qui flottoient dans fa poitrine, en fe retournant dans fon lit; il avoit une difficulté de refpirer qui s'augmentoit de jour en jour; fes jambes & fes pieds s'enfloient tous les foirs, & fe défenfloient tous les matins; au contraire fon vifage étoit bouffi le matin & effilé le foir; fon pouls étoit petit, fans fievre. Il fe plaignoit fouvent de cardialgies, & dans le temps qu'il me fit appeller, fon enflure étoit devenue univerfelle. Le plus fâcheux ſymptôme de cette maladie, étoit la difficulté de reſpirer, qui ne pouvoit être produite que par quelques liquides extravaſés dans la poitrine; & comme le malade étoit ſans fievre apparente, on ne pouvoit ſoupçonner ni ſang ni matiere; de-là je conclus que les ſéroſités épanchées dans la poitrine, cauſoient la grande difficulté de reſpirer, qu'il avoit priſe juſqu'alors pour un aſthme.

Pour évacuer les ſéroſités épanchées, je commençai par purger le malade avec une once de manne & un gros de la poudre hydragogue décrite ci-devant, qu'il prit le matin dans un bouillon.

Par l'effet de ce remede, je m'apperçus qu'il n'étoit pas ſuffiſant, & qu'il falloit quelque choſe de plus fort; c'eſt pourquoi je fis faire une bouteille de clairette purgative, dont le malade prenoit deux onces, c'eſt-à-dire, un petit verre le matin, de quatre en quatre jours, ce qui fit un ſi bon effet, que les ſyptômes de l'Hydropiſie de poitrine diſparurent, de même que l'enflure de tout le corps.

Mais après avoir évacué les ſéroſités épanchées, comme il étoit queſtion d'enlever les embarras du poumon & de donner de la fluidité au ſang, je fis compoſer l'opiat ſuivant.

Prenez ſaffran de Mars apéritif une once, extrait de ſéné, de fumeterre, de rhubarbe, de chacun deux gros ; ſel d'abſynthe, de tamariſc, crême de tartre, de chacun un gros ; réſine de jalap trente grains ; faites avec une ſuffiſante quantité de thérébentine diſſoute dans un jaune d'œuf, un opiat, dont la doſe ſera d'un d'un gros tous les matins.

Pour boiſſon ordinaire je preſcrivis au malade la tiſanne ſuivante :

Prenez racines d'aſperges, d'énula-campana, de patience-ſauvage, de garance, de chacune une once ; feuilles d'aigremoine, de pimprenelle, de chicorée ſauvage, de ſcolopendre, de chacune une demi-poignée ; régliſſe effilée ſix gros ; faites bouillir dans cinq livres d'eau de fontaine pour une tiſanne qui ſervira de boiſſon ordinaire.

Ces remedes firent un ſi bon effet, que le malade ſe trouva guéri ſix ſemaines après, n'ayant plus ni enflure, ni difficulté de reſpire.

Mais dans le temps qu'on le croyoit des mieux rétabli, il lui ſurvint un autre accident imprévu ; ſa jambe gauche devint rouge, enflammée vers ſa partie moyenne à l'endroit du tibia, avec une douleur inſupportable. La ſaignée auroit été convenable, ſans la crainte d'une nouvelle rechute dans l'Hydropiſie ; c'eſt pourquoi je me reſtraignis à faire appliquer ſur la partie malade, des compreſſes d'eau-de-vie camphrée, mêlée avec l'eau de ſureau ; ce remede ne fit aucun effet. Dès le ſecond jour la gangrene de cauſe interne ſe manifeſta, la partie malade devint tout-à-coup noire, livide, plombée, dure & deſſéchée, de la largeur de la main, & d'un rouge vif enflammé dans toute ſa circonférence.

Comme il s'agiſſoit de renouveller cette chair gangrenée, qui étoit deſſéchée & dure comme du bois; pour la faire détacher, & afin d'empêcher qu'elle ne s'étendit d'avantage, je fis appliquer (contre les régles de l'art) le cataplaſme de lait & de mie de pain; cataplaſme anodin, pour appaiſer les douleurs; cataplaſme émollient, pour ramollir la partie dure & gangrenée, & pour la faire détacher. Le ſuccès ſuivit l'indication, la dureté ſe ramollit & ſe détacha; mais cela ne ſuffiſoit pas. Il étoit néceſſaire d'empêcher les progrès de la mortification, à quoi je réuſſis par l'application de la plante appellée *illecebra*, que je faiſois bouillir avec un peu d'eau & de miel, & que l'on appliquoit trois ou quatre fois le jour ſur la partie malade. Par cette méthode, le malade fut bientôt guéri de ſa gangrene; ce qui n'empêcha pas qu'il ne ſubît le dernier ſort ſur la fin de l'année ſuivante: il ne mourut ni d'hydropiſie ni de gangrene, mais dans une grande vieilleſſe.

TRENTE-QUATRIEME OBSERVATION.

Hydropisie anasarque.

Le 11 Juin 1747, je fus mandé pour aller à Custine, afin de procurer du soulagement à la femme Claude Charles, âgée de soixante-six ans, & attaquée d'une Hydropisie anasarque, avec une grande oppression de poitrine ; maladie causée par les obstructions des visceres du bas-ventre. Ainsi, pour la guérir, je me servis des dissolvans, & en même-temps des hydragogues ; tels que la clairette purgative, dont je fis prendre à la malade depuis une once & demie jusqu'à deux onces, de quatre jours l'un, & un bouillon par-dessus. Par l'usage de ce seul remede, la malade fut totalement guérie & désenflée dans la quinzaine, sans rechute.

TRENTE-CINQUIEME OBSERVATION.

Oppression de poitrine dégénérée en hydropisie.

Au commencement du mois d'Août 1747, le jeune Baltazard, Soldat au Régiment de.... âgé de dix-huit à vingt ans, étant à l'armée de Flandre, fut attaqué d'une oppression de poitrine si considérable, qu'il se voyoit à tout moment sur le point de suffoquer : il fut saigné plusieurs fois ; mais son mal s'augmentant de plus en plus, tout son corps devint édémateux, & il tomba dans une anasarque compliquée avec l'Hydropisie de poitrine : on le conduisit à Nancy dans ce déplorable état, pour lors je fus chargé de son rétablissement, *hoc opus, hic labor.* La poitrine étoit si remplie d'eau, & l'Hydropisie parvenue à un tel dégré, qu'il ne pouvoit rester que dans un fauteuil, le tronc & la tête fort élevés. Son pouls étoit petit, fréquent & défaillant; la toux, l'insomnie, la soif & la fievre lente dont il étoit tourmenté, donnoient très-peu d'espérance de guérison ; cependant j'entrepris la cure de la maniere suivante :

Je commençai par purger le malade avec deux scrupules de la poudre hydragogue, délayée dans un bouillon. Cette médecine purgea médiocrement, c'est pourquoi je fis augmenter la dose quatre jours après, en lui faisant prendre un gros de la même poudre hydragogue décrite ci-devant, dont il fut purgé ; mais comme il étoit tourmenté de la soif, je lui fis prendre pour boisson ordinaire, les eaux de la fontaine de S. Thiebault, & en même-temps je le mis à l'usage de l'opiat apéritif suivant.

Prenez extrait de Mars apéritif une demionce, sel d'absynthe, crême de tartre, sagapenum, gomme ammoniac, de chacun un gros ; extrait de chicorée, de fumeterre, de chacun deux gros ; résine de jalap trente grains ; faites avec une suffisante quantité de syrop des cinq racines apéritives, un opiat, qui sera pris tous les matins à la dose d'un gros.

L'usage de cet opiat, de l'eau de la fontaine de S. Thiebault, & de la poudre hydragogue prise de quatre en quatre jours, rétablirent insensiblement le malade en parfaite santé.

TRENTE-SIXIEME OBSERVATION.

Hydropisie de poitrine.

Le 11 Mai *1748*, je fus invité de me transporter à Tomblaine, à un quart de lieue de Nancy, pour procurer la guérison à la femme du sieur Frédéric, Meûnier dudit lieu, âgée de cinquante-cinq ans. Elle étoit enflée par tout le corps, avec une grande oppression de poitrine, foiblesse, concentration de pouls, & ne pouvoit reposer que la tête & le tronc fort élevés ; symptômes essentiels de l'Hydropisie de poitrine. Pour parvenir à une guérison radicale, mon indication fut d'évacuer les sérosités, & d'enlever le embarras qui causoient l'épanchement par les secours de la clairette purgative dont je fis prendre le premier jour une once & demie à la malade, & ensuite deux onces de quatre en quatre jours.

Ce remede évacua en très-peu de temps, toutes les sérosités épanchées; & à proportion de leurs évacuations, la poitrine se dégorgeoit, & la respiration devenoit plus libre; de maniere qu'après trois ou quatre prises de cette clairette, la malade se trouva absolument guérie.

On a donné ailleurs la composition de cette clairette purgative. Pour éviter d'en faire la recherche, la voici:

Prenez eau-de-vie de Languedoc une chopine, jalap concassé une once, canelle un gros, coriandre, crême de tartre, santal citrin rouge, de chacun demi-gros; faites infuser le tout sur des cendres chaudes, dans une bouteille bien bouchée, ayant soin de la remuer souvent; & vingt-quatres heures après, ajoutez un morceau de sucre; la dose est depuis une demi-once jusqu'à deux, observant de laisser le marc au fond de la bouteille, sans le brouiller.

TRENTE-SEPTIEME OBSERVATION.

Hydropisie & Vers solitaire.

Le 22 du mois de Juillet *1748*, je fus nommé par le Préfet de la Congrégation de Nancy, pour visiter les malades, entre lesquels je trouvai le nommé Dugourt, Tanneur, qui étoit enflé par tout le corps, & qui ne pouvoit respirer que la tête élevée, auquel un jeune Médecin faisoit prendre des drogues, depuis longtems, sans aucun succès ; ce malade m'ayant prié de lui donner quelques secours, je lui prescrivis la recette suivante :

Prenez une once de jalap en poudre, que vous ferez infuser pendant vingt-quatre heures au soleil ou sur des cendres chaudes, dans une chopine d'eau-de-vie de Languedoc, en remuant de temps en temps la bouteille, afin de faire dissoudre la résine de jalap ; ensuite vous y ajouterez un bon verre de syrop de capillaire, pour une clairette purgative.

Quand on veut s'en servir, on en prend deux onces que l'on verse par inclination, sans remuer le fond de la bouteille ; un quart d'heure après, on prend un bouillon, afin de servir de correctif contre l'âcreté du jalap, & de véhicule aux matieres glaireuses & pituiteuses : on réïtere ce remede de quatre en quatre jours.

Le malade se voyant désenflé, se crut guéri quatre jours après la premiere prise : on lui donna la seconde qui fit un aussi bon effet que la premiere, & au par-delà, elle lui fit jetter une partie de vers solitaire de quatre ou cinq pieds de longueur ; mais comme le malade avoit la courte haleine, & qu'il avoit la poitrine desséchée, on lui donna tous les soirs un gros de

de ſperme de baleine, dans un bouillon de mou de veau, & l'on ſuſpendoit l'uſage de la clairette. Sept ou huit jours après, le malade ayant repris ſes forces, & ſa reſpiration étant devenue plus libre, il prit un troiſieme verre de clairette, dont il fut parfaitement purgé, & jetta encore une autre partie de ver ſolitaire, de la longueur d'une aulne de Paris.

La quatrieme & cinquieme priſe firent le même effet; avec cette différence, que dans la derniere le ver étoit vivant & de la longueur d'environ trois pieds; & quoique ſans tête, il couroit aſſez vite par la chambre; comme il étoit articulé par nœuds, j'en détachai quelques-uns qui étoient véritablement cucurbitains, & qui, quoique détachés, couroient auſſi vite que celui qui étoit dans ſa longueur. Je remarquai qu'en marchant, ces cucurbitains s'élargiſſoient & devenoient ronds comme un petit ſou; enſuite en ſe rétréciſſant, ils n'avoient plus que deux lignes de large ſur un pouce de longueur. Obſervation confirmative que le ver ſolitaire eſt un compoſé de cucurbitains qui s'attachent l'un au bout de l'autre, & qui font une enfilade que l'on appelle ver ſolitaire.

La ſixieme priſe de clairette purgative fit rendre environ deux aulnes & demi de long dudit ver qui mourut à l'inſtant. Ce dernier étoit jaune & comme ſaffrané, fort irrégulier; quelques-unes de ſes parties étant larges, d'autres étroites. La partie où eſt la tête, eſt encore reſtée dans le corps du malade.

TRENTE-HUITIEME OBSERVATION.

Hydropiſie univerſelle.

Le 18 Septembre *1748*, je fus appellé pour avoir ſoin du rétabliſſement de la ſanté de l'épouſe du ſieur Prud'homme, Greffier en la Maréchauſſée, demeurant à Nancy; elle étoit attaquée d'une Hydropiſie anaſarque, qui lui étoit ſurvenue depuis peu: je lui preſcrivis deux onces de clairette purgative, à prendre le matin de quatre en quatre jours, & immédiatement après un bouillon ou une taſſe de thé. Pour boiſſon ordinaire, je lui fis prendre l'eau de la fontaine S. Thiebault, fontaine ferrugineuſe, dont les eaux ſont fort apéritives & capables de diſſoudre les obſtructions des viſceres, & de les pouſſer par la voye des ſelles & des urines.

La malade étoit enflée par tout le corps juſqu'à la gorge; mais l'uſage de ces remedes lui fit inſenſiblement évacuer les eaux épanchées dans toutes les parties de ſon corps, de maniere que dans l'eſpace de trois ſemaines, elle fut guérie radicalement & ſans crainte de rechute.

TRENTE-NEUVIEME OBSERVATION.

Leucophlegmatie & Rhumatisme invétéré.

LE 18 Septembre *1751*, je fus consulté pour un malade de Ville-sur-Illion, attaqué dès sa jeunesse, de fréquens rhumatismes goutteux, dont il lui reste encore plusieurs incommodités ; tels que sont les douleurs vagues dans différentes parties du corps, la tumeur édémateuse du bas-ventre & des reins, & souvent des extrémités, ayant presque toujours la bouche pâteuse & la langue chargée, &c.

Ces symptômes sont causés par un épanchement des sérosités âcres, qui s'est fait sur les fibres nerveuses & musculeuses, qui les irrite & cause le sentiment de douleur. Si cette humeur s'arrête sur quelque partie particuliere, elle y produit l'enflure édémateuse.

La premiere indication qui se présente, c'est d'évacuer les sérosités âcres, tant par la voye des sueurs que par les purgatifs suivans :

Prenez crême de tartre une once, diagrede deux gros, hermodates, jalap, mechoacam, turbith, de chacun deux gros ; faites une poudre dont la dose sera d'un gros le matin, dans un bouillon.

Cette poudre étant prise de mois à autre, préviendra l'Hydropisie en évacuant les sérosités superflues, qui surabondent dans le sang & qui causent les douleurs de Rhumatisme ; mais afin de rendre aux solides l'élasticité, dont ils ont dégénérés, & pour procurer les sueurs, le malade se mettra à l'usage de la tisanne sudorifique suivante :

Prenez des bois & racines de squine, de salsepareille, de gayac & de sassefras, de chacun une once, reglisse & polypode de chêne, de chacun une demi-once ; fleurs de coquelicot une pincée ; faites bouillir le tout pendant une demi-heure dans cinq chopines d'eau de fontaine, que l'on laissera ensuite infuser pendant la nuit sur des cendres chaudes pour une tisanne, dont le malade prendra un grand gobelet le matin à jeun, un autre gobelet deux heures après diner, & un troisieme à l'heure du sommeil ; il faut que le malade se fasse bien couvrir dans son lit, afin de procurer la sueur.

QUARANTIEME OBSERVATION.

Hydropisie anasarque, suite d'une perte de sang.

Le troisieme jour du mois de Novembre de l'année *1751*, je fus appellé pour secourir la femme du sieur Meunier, Orfevre à Nancy, âgée de quarante-sept ans, qui étoit depuis deux mois entiers dans une perte de sang si abondante & si dangereuse, qu'on lui avoit administré les derniers Sacremens; l'oppression de poitrine, la fievre lente, la syncope, les cardialgies, la suppression d'urine jointe à l'Hydropisie universelle, ne pouvoient nous annoncer qu'un prognostic très-dangereux pour la malade. L'Hydropisie & la Perte sont deux maladies compliquées & contraires; pour l'une on donne les apéritifs & fondans, & pour l'autre on employe les astringens & les consolidans; deux maladies fort embarrassantes pour le Médecin, & encore plus pour le malade; maladies dangereuses & même mortelles, si elles avoient été traitées par quelque jeune Médecin sans expérience; mais dans des circonstances si épineuses, fondé sur quarante années de pratique, je pris le parti des astringens pour le ventre, & des apéritifs pour les urines qui réussirent à souhait, & en conséquence j'ordonnai la tisanne suivante :

Prenez une poignée de fruits de cynorrhodon, racines d'althea, de bistorte, de tormentille, de grande-consoude, de chacune une once; reglisse une demi-once; faites bouillir le tout dans deux pintes d'eau de la fontaine S. Thiebault pendant une demi-heure à prendre pour boisson ordinaire.

Ce remede fit un si bon effet, que l'évacuation des urines fut quatre fois plus abondante que la boisson qu'elle prenoit; elle en continua l'usage, jusqu'à ce qu'elle fût entierement désenflée & guérie ; je purgeai, pendant la cure, de temps en tems la malade, avec un gros de poudre hydragogue.

QUARANTE-UNIEME OBSERVATION.

Hydropisie de Poitrine.

Le 17 Juillet *1752*, le sieur Davin, Aubergiste près la Porte S. Jean, m'envoya prier d'avoir soin du rétablissement de la santé de son épouse ; elle étoit pour lors âgée de cinquante-deux ans, & attaquée d'une grande oppression de poitrine & difficulté de respirer ; la tumeur édémateuse des pieds, des jambes & des cuisses, dont l'enflure redoubloit tous les soirs ; la difficulté que la malade trouvoit de rester quelque peu de temps la tête couchée sur son chevet ; son pouls, qui étoit petit, concentré & vermiculaire ; les eaux qu'elle sentoit flotter dans sa poitrine en se retournant sur ses côtés, lorsqu'elle étoit dans son lit ; & enfin les foiblesses & les cardialgies fréquentes, ne laissoient aucun doute d'une Hydropisie de poitrine des mieux caractérisées.

Cette espece d'Hydropisie est toujours très-dangereuse, d'autant plus qu'on ne la connoît ordinairement que dans son dernier période & lorsqu'elle est devenue incurable. Toute mon indication se porta d'abord à l'évacuation des sérosités épanchées sur la poitrine & dans les autres parties du corps, par le secours de la clairette purgative suivante :

Prenez eau-de-vie de Languedoc une chopine, jalap en poudre une once, que vous laisserez infuser pendant quinze jours au soleil, ayant soin de remuer de temps en temps la bouteille, afin de faire dissoudre la résine de jalap; l'ayant ensuite coulé par un papier gris, l'on ajoutera à la colature un gobelet de syrop de nerprun, pour une clairette purgative, dont la malade prendra deux onces le matin, de quatre en quatre jours, observant de prendre un bouillon ou une tasse de thé d'abord après.

La malade continua l'usage de cette clairette purgative, pendant six semaines; après quoi elle fut parfaitement guérie de son Hydropisie de poitrine, par ce seul remede.

QUARANTE-DEUXIEME OBSERVATION.

Hydropisie.

Le 20 Mai 1753, je fus appellé avec quatre fameux Médecins de Nancy, pour consulter la maladie de M. le Baron de Kirclerc, Conseiller à la Cour, âgé de soixante-deux ans, & attaqué depuis peu d'une tumeur édémateuse, ou pour mieux dire, d'une enflure de tout le corps, avec tension du bas-ventre, inflammation, soif & fievre lente, le pouls petit, fréquent & intermittent, les urines rouges & en très-petite quantité, les sueurs & la transpiration totalement supprimées. Les urines ne pouvant se filtrer que difficilement dans les glandes rénales, à cause de l'épaississement des humeurs, restoient dans le sang, de même que la matiere des sueurs & de la transpiration, & produisoient un épanchement de sérosité dans le bas-ventre, d'où elles tomboient par leurs propres poids dans les parties où elles trouvoient le plus de pente; c'est pour cette raison que les pieds, les jambes & les cuisses du malade se trouvoient édémateux, & qu'ils étoient beaucoup enflés le soir. Ces quatre Médecins, après de belles & longues dissertations sur l'état de la maladie de M. le Conseiller, furent d'avis de mettre le malade à l'usage des eaux & ſels de Sedlitz, de lui faire prendre enſuite, tous les matins, un gros d'opiat apéritive, purgative & fondante, afin d'évacuer par la voie des ſelles, des urines & de la tranſpiration, les eaux épanchées qui cauſoient l'Hydropiſie anaſarque ou univerſelle; pour boiſſon ordinaire, la tiſanne apéritive. Mais comme plus ancien Médecin, je donnai mon avis le dernier, & je repréſentai à l'aſſemblée que les remedes propoſés ſeroient propres pour guérir l'Hydropiſie eſſentielle, maladie chronique qui vient lentement & qui dure longtems; mais que l'Hydropiſie, dont M. le Baron ſe trouvoit attaqué, s'étoit manifeſtée tout-à-coup, & d'abord après la rétention d'urine & la ſuppreſſion des ſueurs; qu'elle étoit d'une eſpece particuliere; en un mot, qu'elle étoit ſymptômatique, & que par conſéquent, pour obtenir une parfaite guériſon, il ſeroit néceſſaire de remédier à la ſource, à l'origine & à la cauſe prochaine du mal, qui étoit la tenſion, l'inflammation, la phlogoſe, notamment des glandes rénales & des ureteres, d'où s'enſuivoient néceſſairement la rétention d'urine, des ſueurs & de la tranſpiration accompagnées de fievre lente, de ſoif, de pouls petit, fréquent & intermittent, le malade rendant les urines rouges & en petite quantité; je remontrai à ces Meſſieurs qu'il ſeroit impoſſible de guérir cette Hydropiſie, ſans le ſecours des ſaignées du bras réïtérées juſqu'à trois ou quatre fois ; je leur citai plu-ſieurs exemples des malades attaqués de la même eſpece d'Hydropiſie que j'avois guéris autrefois par des ſaignées du bras, réïtérées juſqu'à trois ou quatre fois, (comme on peut le voir dans le cours de ces Obſervations) ſurtout & avec d'autant plus de raiſon, que M. le Conſeiller s'étoit trouvé plus mal qu'auparavant, des deux dernieres purgations qu'il avoit priſes depuis peu ; que le ſavant Fernel dit que, *Medicus qui in malis nimis pertinaciter methodum medendi acquirit, plerumque cum morbo hominem de medio tollit* ; que dans un corps plethorique, comme celui de M. le Baron, après les ſaignées du bras, l'indication devoit ſe porter à ramollir & à détendre la trop grande rigidité des vaiſſeaux ſanguins & ſurtout des ureteres & des glandes rénales par le ſecours des anodins, des émolliens & des rafraîchiſſans ; & pour cet effet, j'étois d'avis de faire prendre deux fois le jour au malade les demi-bains d'eau douce ; & en ſortant du bain, tant pour appaiſer la ſoif que diminuer l'inflammation, de lui donner le julep ſuivant :

Prenez eaux de pariétaire, de laitue, de chacune deux onces ; ſel de prunelle un gros, eſprit de ſouffre ſix gouttes, huile d'amandes-douces deux onces pour un julep. Si l'on avoit ainſi préparé le malade, il auroit été enſuite en état d'être purgé de temps-en-temps, ſoit avec de la poudre hydragogue, ſoit avec la clairette purgative ; & les jours intermédiaires, on lui auroit fait prendre un gros d'opiat fondant ; mais par malheur j'étois ſeul de mon opinion, & elle ne fut pas admiſe. M. de Kirclerc prit les eaux, & les ſels de Sedlitz qui augmenterent ſa ſoif, qui devint inſupportable par leur uſage : il prit auſſi les tiſannes apéritives, les pillules, les opiats fondants, &c. en conſéquence il ſe fit à chacune de ſes jambes une ouverture avec inflammation, d'où s'écoula quantité de ſéroſités âcres, *quia naturâ irritante, omnia irrita fiunt.* Peu après, ſon ſang ſe gangrena, & s'étant épaiſſi de plus en plus, il expectora du ſang en quantité, comme je l'avois prédit quinze jours auparavant à Madame la Baronne ſon épouſe & aux autres aſſiſtans ; enfin il mourut le vingt-neuf Juin, ſix ſemaines après la conſultation, au grand regret de ſa famille.

Nota. L'Hydropiſie eſſentielle eſt une maladie qui vient lentement & qui dure longtemps : or l'Hydropiſie anaſarque dont il s'agit, s'eſt déclarée tout-à-coup, & s'eſt terminée par la mort en très-peu de temps : d'où il réſulte, qu'elle étoit d'une eſpece différente à l'Hydropiſie ordinaire ; & que dépendant d'une maladie précédente, telle que l'inflammation des reins & la rétention d'urine, elle doit être caractériſée d'Hydropiſie ſymptômatique, puiſqu'elle n'étoit que le ſymptôme de la maladie extérieure ; d'où il ſuit qu'on auroit pû la guérir facilement & radicalement, si l'on n'eût pas pris le symptôme pour la maladie, & si l'on se fût d'abord attaché à procurer l'évacuation des urines & de la transpiration dans un corps pléthorique, tel qu'étoit celui de M. le Baron, en appaisant l'inflammation, par le secours des saignées réïtérées, des lavemens, des bains émolliens & rafraîchissans ; on auroit pû employer alors les apéritifs & les purgatifs qui auroient opérés de la même maniere qu'ils ont fait dans deux cas semblables rapportés, ainsi qu'on l'a déjà dit, dans le cours de ces Observations.

QUARANTE - TROISIEME OBSERVATION.

Leucophlegmatie, Abscès fistuleux, suites de couche.

LA femme du sieur Raous, Chaudronnier à Nancy, âgée de vingt-deux ans, ayant les cuisses, les jambes & le bas-ventre extraordinairement enflés ; enflure produite par un épanchement de sérosités qui s'étoit fait dans toutes ces parties pendant sa grossesse, & n'ayant pas pris les précautions nécessaires pour remédier à cette Leucophlegmatie, se trouva à la fin de sa grossesse, dans la nécessité de faire ses couches dans cet état, qui furent très - laborieuses & très - dangereuses par rapport à la perte de sang qui survint, & aux foiblesses fréquentes, aux cardialgies, aux vomiſſemens bilieux, & même aux ſyncopes qui en furent les ſuites, & qui mettoient le malade à deux doigts de la mort; ce fut dans ce temps, vers le ſixieme jour de ſa couche, dernier jour de Juillet 1753, que je fus appellé pour la ſecourir.

Comme les cardialgies, les foibleſſes, les ſyncopes étoient les ſymptômes les plus preſſans, ma premiere indication ſe porta d'abord à remédier à ces accidens, par le ſecours du julep ſuivant:

Prenez eaux de laitue, de pariétaire, de chacune deux onces; confection d'hyacinthe un gros, eſprit de ſouffre dulcifié ſix gouttes, eau de canelle une demi-once, ſyrop de diacode une once, pour un julep à prendre à la cuillerée.

Le même ſoir la malade prit un gros de diaſcordium; le lendemain, comme les foibleſſes continuoient, j'ordonnai de lui donner, de temps-en-temps, quelques cuillerées de vin de Tinteau.

Mais comme elle ſe plaignoit de douleurs conſidérables dans la partie d'où il s'écouloit des matieres purulentes en grande quantité, l'ayant viſitée avec la Sage-femme, nous trouvâmes un abſcès fiſtuleux fort profond, que je fis panſer deux fois par jour par un Chirurgien qui introduiſit chaque fois dans la fiſtule des tentes fort longues, chargées de ſuppuratifs. Pendant la premiere quinzaine des panſemens, je faiſois prendre à la malade les feuilles de ſcabieuſe & la racine de ſquine, en guiſe de thé. Mais ce temps s'étant écoulé ſans aucun ſuccès, j'ordonnai au Chirurrurgien de faire, deux fois le jour, des injections dans l'abſcès, avec la décoction de la plante *illecebra*, à laquelle on ajouta quelque peu de miel; je fis purger deux ou trois fois la malade avec cinq onces de teinture de rhubarbe, dans laquelle l'on faiſoit délayer deux onces de pulpe de caſſe. Ces injections firent un ſi prompt effet, que dans l'eſpace de dix ou douze jours, l'abſcès fut totalement conſolidé & guéri.

QUARANTE-QUATRIEME OBSERVATION.

Hydropiſie anaſarque pendant la groſſeſſe.

LE 9 Septembre *1753*, je fus appellé de la part du ſieur Thierry, Amodiateur au Samſon, pour avoir ſoin du rétabliſſement de la ſanté de ſon épouſe qui étoit enceinte; elle avoit toutes les parties du corps extrêmement enflées depuis la tête juſqu'aux pieds, avec une grande difficulté de reſpirer; elle étoit, en un mot, attaquée d'une Hydropiſie univerſelle.

Comme mon indication devoit ſe porter à évacuer les eaux extravaſées, je donnai à la malade quelques demi-priſes de poudre hydragogue, pour la purger doucement, ayant toujours égard à ſon état; mais ce remede, de même que pluſieurs autres, ne fit aucun effet ſenſible; la malade fut légerement purgée. Cinq ou ſix jours s'étant écoulés, elle devint ſi oppreſſée par l'épanchement des eaux montées juſques dans la poitrine, dans la gorge & à la tête, que ſa vue s'obſcurcit, qu'elle perdit la connoiſſance & qu'elle tomba dans des mouvemens convulſifs & dans un râlement ſi violent, qu'il ſe fit une rupture des vaiſſeaux ſanguins de la poitrine, qui produiſit le crachement de ſang avec vomiſſement: ce râlement & ces convulſions durerent pendant près de vingt-quatre heures; il falloit néceſſairement accoucher ou mourir; mais tandis qu'on ſonnoit la cloche des Agoniſans, je pris le parti, pour faciliter la couche, de faire donner deux ou trois coups de ciſeaux ſur les parties extérieures du vagin de la malade, afin de donner lieu à l'évacuation des eaux qui empêchoient la ſortie de l'enfant. Par cet expédient on eut tout le ſuccès qu'on pouvoit déſirer; car dans cet état déſeſpéré, la malade rendit, par les mouchetures qui lui furent faites, cinq ou ſix pintes d'eau, après quoi le vagin étant beaucoup déſenflé, elle accoucha heureuſement ſans le ſçavoir; ſon enfant fut baptiſé à l'Egliſe; elle reſta encore dans cet état de convulſions, de perte de connoiſſance & de vertiges ténébreux, pendant dix ou douze heures, ayant le pouls très-concentré & presqu'imperceptible ; je lui fis donner quelques cuillerées d'eau de canelle, sa vue commença insensiblement à s'éclaircir ; elle rentra en connoissanee ; ses évacuations se firent à souhait avec les eaux épanchées, tant dans la poitrine que dans les autres parties de son corps qui prirent leurs cours par les voyes utérines. Par le secours d'une tisanne faite avec les racines d'asperges, de bruscus, de rubi tinctoraum, les écorces de sureau & de réglisse. Elle fut purgée vers le dix-huitieme jour de sa couche, avec une once de manne & un gros de la poudre hydragogue, après quoi elle se rétablit en parfaite santé.

QUARANTE-CINQUIEME OBSERVATION.

Hydropisie anasarque, Marasme, Flux de sang, Lienterie, Faim anine, Hydrocele & Fievre hectique.

SUR la fin du mois d'Août *1755*, l'enfant de la Veuve Jobert, demeurant à Nancy, rue du Cimetiere, âgé d'environ cinq ans, après avoir été tourmenté pendant quatre ou cinq mois d'une Dissenterie des plus copieuses, qui l'avoit épuisé, tomba dans le Marasme avec fievre hectique, Hydropisie universelle, Flux lientérique, Faim canine que l'on ne pouvoit appaiser, Hydrocele si considérable,

ſidérable, qu'il étoit facile de voir une chandelle allumée à travers le ſcrotum. Cette complication de maladies contraires donnoit très-peu d'eſpérance de guériſon, par rapport aux contr'indications oppoſées les unes aux autres.

Si l'on vouloit faire prendre au malade les aſtringens pour arrêter ſon flux, l'Hydropiſie augmentoit à vue d'œil : ſi on lui donnoit des remedes apéritifs qui conviennent à l'Hydropiſie, le flux lientérique redoubloit, les forces du malade s'épuiſoient de plus en plus, les différentes contr'indications étoient un obſtacle invincible à la guériſon du malade.

Dans des circonſtances auſſi épineuſes, je pris le parti des purgatifs par le ventre, & des apéritifs par les urines, qui réuſſirent très-bien ; c'eſt pourquoi je fis donner tous les matins au malade, vingt grains de cloportes en poudre dans un peu de vin ou dans du bouillon, & tous les ſoirs la groſſeur d'une petite noix de conſerve de cynorrhodon, avec un régime de vie très-exact que je lui preſcrivis, lui faiſant prendre, pour boiſſon ordinaire, les eaux ferrugineuſes de la fontaine S. Thiebault. Il reſta pendant cinq ou ſix mois dans un état incertain ; mais à la fin les remedes donnés à propos l'ont rétabli en parfaite ſanté.

CHAPITRE II.

Conſultations du docteur Marquet.

PREMIERE CONSULTATION.

*Extrait d'une Lettre écrite de Thionville, le 22 Juin 1751, par M.***, Avocat.*

SUR la grande réputation de capacité que vous vous êtes acquiſe, Monſieur, pour toutes ſortes de maladies, & ſurtout pour les Hydropiſies & autres maux qui ſemblent en menacer, j'ai l'honneur de m'adreſſer à vous pour vous prier de me marquer votre ſentiment ſur le Mémoire ci-joint; la perſonne qui a bien voulu ſe charger de ma lettre, vous le remettra en même-temps.

Une Demoiſelle, âgée de trente-deux ans paſſés, s'étant mariée il y a environ ſix mois, la groſſeſſe n'a pas tardé à ſe déclarer : les premiers mois en ont été fort heureux; mais peu après les pieds & les jambes de cette perſonne ſe ſont inſenſiblement enflés, juſqu'au point qu'à peine elle pouvoit mettre des larges bas d'hommes; les cuiſſes, le bas-ventre & les parties ſe ſont auſſi extraordinairement enflés.

Dans cette ſituation, elle n'avoit que peu d'appétit & beaucoup d'altération ; elle ſe promenoit cependant quelque-temps dans la chambre, & on s'appercevoit quand elle étoit couchée ſeulement une demi-heure, que l'enflure des genoux diminuoit, & remontoit dans les parties ſupérieures qui s'en trouvoient plus embaraſſées.

Pour ſoulager la malade & lui faciliter les urines qui n'étoient pas bien libres, on lui a fait prendre de la graine d'orties blanches, infuſée dans du vin blanc, & on lui a fait enſuite une ſaignée, à la vue de quelque peu de ſang caillé qui s'eſt trouvé dans ſes mouchoirs pendant pluſieurs jours ; on lui a fait uſer enſuite du jus de raves, s'étant ſervi précédemment du ſel de Mars, de quelques bouillons rafraîchiſſans avec du jus de cerfeuil, qui n'ont pas fait l'effet qu'on en attendoit.

Sa boiſſon ordinaire n'étoit qu'une tiſanne apéritive ; & ſa nourriture, un peu de ſoupe avec un peu de veau rôti ou grillé.

Il y a environ trois ſemaines qu'elle a été purgée avec de la poudre *de tribus* & autres drogues ; mais tout cela n'a pas fait diminuer l'enflure, ni éloigné le danger que l'on craignoit ; il s'étoit même jetté une rougeur conſidérable dans les jambes, qui faiſoit craindre l'éréſipele ; on s'eſt ſervi de certains cataplaſmes pour prévenir les accidens, qui n'ont pas été inutiles.

Enfin la femme eſt venue à accoucher, &

par-là une grande partie des humeurs de ses jambes & de ses cuisses, qui étoient édémateuses, s'est considérablement dissipée; l'arriere-faix est bien sorti, comme d'une femme qui seroit accouchée à terme: l'enfant est mort tout aussi-tôt; mais depuis le temps de son accouchement, qui est du quatorze du courant, elle se purge très-lentement; elle a même été deux jours sans qu'on aye rien vû; ses jambes, ainsi que ses cuisses & son ventre, surtout par le bas, retiennent encore une partie de l'enflure. On n'a encore rien fait depuis l'accouchement, pour la faire dissiper, excepté à l'égard de ses jambes, sur lesquelles on a continué les cataplasmes comme auparavant; on a ensuite abandonné le remede pour se servir d'eau-de-vie, avec laquelle on les a bassinées: mais comme elle rendoit les jambes plus dures que quand on se servoit des cataplasmes, on y a recouru une seconde fois, sans qu'on s'apperçoive que ce topique fasse un effet sensible.

Sur quoi M. le Médecin est prié de donner son avis, & il observera, s'il lui plaît, que la malade a toujours un petit mouvement de fievre, sans cependant manquer d'appétit; qu'elle est difficile à purger, & qu'elle est d'un tempérament fort resseré, depuis trois ou quatre ans avant son mariage, elle a été sujette, pendant quelques années, d'avoir le pied gauche un peu enflé dans le temps de ses régles, ayant d'ailleurs toujours été en bonne ſanté, & n'ayant eu, d'autres maladies, qu'un mal de reins, il y a environ deux ou trois ans, dont elle a été parfaitement guérie.

Réponſe à l'expoſé. Il eſt très-peu de femmes groſſes qui ne ſoient incomodées de Leucophlegmatie, ſur la fin de leurs groſſeſſes; mais il eſt rare d'en trouver, dont l'enflure devienne univerſelle & auſſi conſidérable que celle de la malade dont il eſt queſtion: ces deux états ne different que du plus ou du moins, & ſont produits par la même cauſe; ſçavoir par la compreſſion des glandes de la matrice & des vaiſſeaux ſanguins, qui deviennent variqueux & laiſſent inſenſiblement échapper la ſéroſité qui s'extravaſe entre cuir & chair, tombe dans l'abdomen & dans les autres parties du corps, où elle a le plus de pente. Un tempérament pituiteux & une diſpoſition naturelle, telle que la colique nephrétique, ou un enfant mal tourné, peut produire cet état. L'avortement ſurvenu à la malade a été cauſé par le relâchement des ligamens larges de la matrice; c'eſt ordinairement la ſuite de l'Hydropiſie de ce viſcere.

Quoique cette maladie ſe guériſſe ordinairement d'elle-même après la couche, & que, ſuivant l'axiome, *ſublatâ cauſâ tollitur effectus*, elle ne nous paroiſſe pas dangereuſe; cependant elle n'eſt pas à négliger, parce que l'on voit quelquefois des maladies ſymptômatiques devenir eſſentielles; ainſi pour parvenir à une guérison radicale, la malade est conseillée de se purger vers le dix-huit ou le vingt de sa couche, de la maniere suivante:

Prenez turbith, mechoacam, hermodates, jalap, de chacun un demi-gros; diagrede 20 grains, crême de tartre un gros; mêlez le tout & faites une poudre, dont la malade prendra un gros le matin de quatre en quatre jours, incorporée avec un peu de syrop de fleurs de pêcher, & immédiatement après un gobelet de la tisanne suivante, qui sera faite avec les racines d'asperges, de garance, d'anonis, d'eryngium, de chicorée & de reglisse, de chacune une once, pour un pot de tisanne que la malade prendra modérément à sa soif.

Si les jambes deviennent érésypélateuses, on leur fera trois ou quatre fois le jour des embrocations avec l'eau distillée de fleurs de sureau; on appliquera par-dessus une compresse imbibée de la même eau. La malade ne mangera point de fruits, crudités, salades, aigreurs, ni rien de tout ce qui est pesant & indigeste sur l'estomac. Délibéré à Nancy le 26 Juin 1751. *Signé*, F. N. MARQUET.

SECONDE CONSULTATION du 6 Mars 1756.

Hydropisie anasarque à la suite de couche.

IL est très-peu de femmes grosses qui ne soient incommodées de tumeurs édémateuses, sur la fin de leur grossesse. Cette maladie est produite par la compression des vaisseaux sanguins qui deviennent variqueux, & laissent échapper une partie de la sérosité du sang la plus tenue, qui tombe de son propre poids dans les parties où elle a plus de pente, & leur cause une disposition à l'Hydropisie, que nous appellons édeme; mais il est rare d'en trouver dont l'enflure devienne universelle. Ces deux états ne différent que du plus ou du moins, & sont produits par la même cause; sçavoir, par la compression des vaisseaux sanguins, qui, dans la grossesse, deviennent variqueux, & laissent échapper insensiblement la sérosité du sang qui s'extravase entre cuir & chair, tombe dans l'abdomen & dans les autres parties du corps, où elle a le plus de pente. Un tempérament pituiteux, une disposition telle que la colique néphrétique ou un enfant mal tourné, peuvent produire leur état. L'avortement qui survient à quelques-unes de ces femmes, est causé par le relâchement des ligamens larges de la matrice; c'est ordinairement la suite de l'Hydropisie de ce viscere.

Quoique cette maladie ne paroisse pas dangereuse pendant la grossesse, notamment après la couche, suivant la maxime, *sublatâ causâ tollitur effectus*; cependant elle n'est pas à négliger; & pour parvenir à une guérison radicale, quand les purgations de la malade seront cessées ou considérablement diminuées, on la purgera comme il suit :

Prenez turbith, mechoacam, hermodates, jalap, de chacun un gros ; mêlez le tout & faites une poudre dont la malade prendra un gros le matin, de quatre en quatre jours, mêlée avec un peu de syrop de fleurs de pêcher, & immédiatement après un gobelet de thé ou de tisanne.

Sa boisson ordinaire sera faite avec les racines d'asperges, de garance, d'anonis, d'eryngium, de chicorée, de reglisse, de chacune une once, pour un pot de tisanne que la malade prendra modérément à sa soif.

Si les jambes devenoient érésypélateuses, il faudroit les fomenter trois ou quatre fois le jour, avec l'eau distillée des fleurs de sureau.

CHAPITRE III.

Observations nouvelles.

PREMIERE OBSERVATION.

Hydropisie anasarque, ou Leucophlegmatie.

Au mois de Janvier de l'année *1766*, je fus appellé pour avoir soin du rétablissement de la santé de la nommée ***, demeurante près la porte Notre-Dame de la ville de Nancy. La malade étoit attaquée d'une Hydropisie universelle; elle étoit pour lors sur le point de mourir & abandonnée de son Médecin qui la traitoit depuis environ cinq ou six mois; je m'informai auprès de la malade s'il n'y avoit pas quelque suppression, notamment celle des menstrues : elle me répondit que depuis un an, à la suite d'une épouvante, ses évacuations menstruelles avoient été totalement supprimées; pour lors je connus la cause de la maladie : je commençai par la purger avec la poudre hydragogue, ce que je réïtérai tous les huit jours; & pendant les intervalles, je lui faisois prendre tous les matins à la dose d'un gros de l'opiate suivant :

Prenez saffran de Mars apéritif & éthiops minéral, de chacun deux gros; extrait de fumeterre, de petite-centaurée, d'absynthe, de chacun un gros & demi, rhubarbe trois gros, aloës, gomme ammoniac, de chacun un gros; diagrede, résine de jalap, de chacun un scrupule; saffran oriental, un demi-scrupule; mêlez le tout avec une suffisante quantité de syrop des cinq racines pour un opiate.

Je faisois prendre pour boisson ordinaire, de la tisanne faite avec les cinq racines apéritives, l'écorce de fresne & de sureau; en moins d'un mois ses régles se rétablirent, & elle fut entierement guérie.

SECONDE OBSERVATION.

Hydropisie de poitrine.

PENDANT le courant de la même année, je fus consulté par le nommé ***, Commissionnaire du Bureau des coches de Nancy, demeurant rue S. Nicolas. Ce malade avoit une grande difficulté de respirer ; il ne pouvoit rester couché au lit, sans danger de suffocation ; ses pieds étoient enflés, le dessus de ses mains bouffi, une toux considérable, une fievre lente, tous symptômes d'Hydropisie de poitrine ; je lui demandai s'il n'avoit rien pris : il me dit qu'il se purgeoit de temps en temps avec une poudre hydragogue très-violente, & qu'elle lui faisoit du bien ; je lui en fis en conséquence continuer l'usage de deux jours l'un ; & pendant les jours d'intervalle, je lui fis prendre de la tisanne faite avec les cinq racines apéritives, les écorces de sureau & de fresne, & les feuilles de petite-centaurée & de fumeterre, à laquelle j'associai du nitre. Ces deux remedes réunis, guérirent le malade en moins de six semaines; mais cet homme ne pouvant manquer de mourir dans l'eau, après avoir été rétabli de son Hydropisie, se noya deux ou trois mois après dans une inondation de la Moselle, en conduisant les coches.

TRAITÉ
SUR L'HYDROPISIE ET LA JAUNISSE.

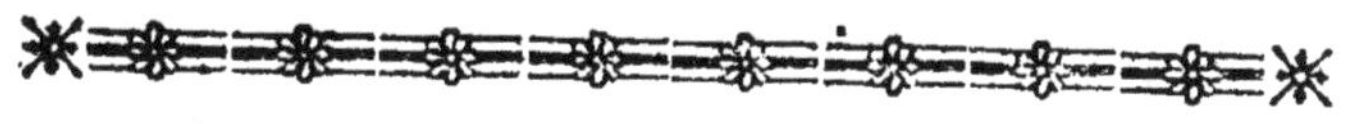

SECONDE PARTIE.

DE LA JAUNISSE.

LA JAUNISSE est un épanchement de bile sur toute l'habitude du corps, qui change sa couleur naturelle en jaune.

Les signes qui caractérisent cette maladie, sont une certaine couleur jaune dans le blanc de l'œil, qui se répand, dans la suite, sur toute la peau; une urine épaisse & d'un rouge foncé, qui teint le linge en couleur de saffran; des excrémens pâles; une salive qui devient jaunâtre à mesure que la maladie augmente, & un gout d'amertume dans tout ce qu'on mange ; un resserrement, une pression & une tension violente à la partie du foie ; des inquiétudes dans la poitrine ; une difficulté de respirer & une agitation extraordinaire dans tout le corps ; de plus, les malades éprouvent une espece de douleur mordicante à l'estomac, des dégoûts, des crudités, des insomnies, de la tristesse & de la mélancolie.

La Jaunisse se divise en Jaunisse essentielle & en Jaunisse accidentelle ; dans la première, le foie est abstrué ou vicié ; la seconde n'est occasionnée que par quelqu'autre maladie, telle qu'une douleur violente, une colique, des passions, la trop grande tristesse, la trop grande joye. La sécrétion de la bile ne peut se faire toutes les fois que le calibre des vaisseaux du foie est resserré, ou que la bile pèche par quelque mauvaise disposition ; pour lors la bile reste dans le sang & dans tous les vaisseaux du corps : on peut donner pour cause immédiate de la Jaunisse essentielle, l'obstruction du foie. Cette obstruction provient ou des solides ou des liquides ; tout ce qui est donc pable de resserrer ou de relâcher trop fortement les couloirs du foie, peut donner lieu à la Jaunisse ; tels que sont les exercices violens, la trop grande oisiveté, les veilles immodédérées ou le sommeil trop long, les alimens chauds ou visqueux & relâchans ; le vin, ou les liqueurs spiritueuses, les purgatifs & les poisons, ou les boissons aqueuses prises chaudes ou en trop grande abondance ; l'augmentation des évacuations, v. g. des hémorrhoïdes, des menstrues, les passions vives, la colere, le chagrin, la jalousie, tout ce qui est capable de vicier les humeurs, peut aussi donner lieu à la Jaunisse, soit en épaississant la bile, soit en la rendant trop âcre ; l'air grossier & terreux, sec & vif, les alimens gluans ou trop âcres, le trop grand exercice ou le trop peu, un sommeil trop long ou trop court, des évacuations supprimées ou trop abondantes, les passions de l'ame, l'épaississement ou l'engorgement de la bile dans le foie ; & par conséquent la Jaunisse, peuvent être occasionnés par toutes ces causes.

La connoissance de la cause qui a produit la maladie, est la premiere chose à examiner. Si par exemple on a pris précédemment des purgatifs violens, des poisons ; si l'on a eu une colique vive, spasmodique, hémorroïdale ou venteuse, des passions vives ; pour lors on peut conclure que cette maladie provient d'un resserrement subit des conduits biliaires qui sont distribués dans la substance du foie ; dans ce cas, la premiere indication qu'on se doit proposer à remplir, est de relâcher les parties tendues, & de rétablir, par ce moyen, la secrétion naturelle de la bile : on commencera la cure par faire saigner le malade au bras, une ou deux fois, selon la cause de la Jaunisse ; ensuite on lui prescrira toutes les quatre heures, un verre de la boiſſon ſuivante :

Prenez des quatre grandes ſemences froides une once, de celles de pavot, de chanvre, de chacune une demi-once ; on pile le tout dans un mortier ; on y ajoute une pinte d'eau diſtillée de fleurs de tilleul; on délaye enſuite ſix gros de ſyrop de pavot blanc ; le malade en boira un verre de quatre heures en quatre heures.

Sa boiſſon ordinaire ſera du petit-lait clarifié pris en grande abondance ; on conſeillera auſſi les bains tiedes ; ils détendront & relâcheront les parties ſolides ; on appliquera encore extérieurement ſur la région du foie, une veſſie pleine de lait chaud ; on la renouvellera deux fois par jour ; on continuera l'uſage de cette application cinq ou ſix jours de ſuite. Si la Jauniſſe eſt occaſionnée par les purgatifs trop violens, on preſcrira beaucoup d'huiles d'amande douce. Après ces remedes on fera prendre au malade l'apozeme ſuivant :

Prenez racines d'oſeille, de polypode de chêne, de chacune une once ; feuilles d'aigremoine, de ſcolopendre, de chacune une demi-poignée ; arcanum-duplicatum un gros ; faites bouillir le tout dans cinq demi-ſeptiers d'eau, pour réduire à une pinte ; vous paſſerez la liqueur & y ajouterez une once de ſyrop des cinq racines. Le malade prendra un verre de cette boiſſon, chaque deux heures, en continuant l'uſage des bains, juſqu'à ce qu'il ſoit parfaitement guéri. La boule de Mars délayée dans des vulnéraires, convient auſſi dans ce cas. Si le malade ſe trouve avoir des inſomnies, & ſi les remedes n'operent que lentement, il ſera à propos de lui donner le ſoir en ſe couchant, quinze gouttes anodines, dans une cuillerée de vin, ou un demi-gros de thériaque; on ſera auſſi très-bien d'appliquer ſur le foie ou le creux de l'eſtomach, un liniment fait avec une demi-once de thériaque, deux gros de blanc de baleine, quinze gouttes d'huile muſcade, un demi-gros de ſaffran & autant de camphre; on mêle le tout enſemble exactement, & on s'en ſert deux fois par jour; les lavemens réitérés avec l'eau de riviere, & un tiers d'huile d'olive, quelquefois même avec du lait chaud, & un gros ou deux de baume tranquille, feront pour lors très-bien.

Après avoir détaillé la cure de la Jauniſſe accidentelle, paſſons à l'eſſentielle. Il y a deux indications à remplir dans cette maladie; la premiere de lever les obſtructions des conduits biliaires, & des vaiſſeaux qui ſervent à la ſecrétion de la bile; la ſeconde de rétablir la circulation du ſang, dont la lenteur occaſionne les engorgemens & les obſtructions.

Pour remplir ces indications, on commencera d'abord par mettre le malade à l'uſage de la tiſanne ſuivante:

Prenez racines de dent de lion, de ſalſifix,

de chacune une once ; feuilles de chicorée ſauvage, d'endive, de chacune une poignée ; faites bouillir le tout dans cinq demi-ſeptiers d'eau, pour réduire à une pinte ; ajoutez une demi-poignée de cerfeuil & un gros de ſel de Mars de riviere. Le malade fera uſage de cette boiſſon pendant huit jours conſécutifs, à la doſe d'un verre le matin & autant vers les cinq heures du ſoir. Sa boiſſon ordinaire pendant tout le traitement, ſera une tiſanne faite avec une legere infuſion de fleurs de marrube-blanc, à laquelle on ajoutera, ſur une pinte, quinze grains de nitre : on purgera enſuite le malade avec une tiſanne royale, pendant deux jours, en mettant un jour d'intervalle entre chaque purgation ; après quoi il boira des eaux minérales de Sedlitz, deux pintes par jour dans la matinée ; on ajoutera pendant les derniers jours, ſur deux pintes de ces eaux, une demi-once de ſel de ſeignette, & un demi-gros de terre-foliée de tartre.

On vante beaucoup, dans cette maladie, pour boiſſon ordinaire, la ſemence d'ancholie, bouillie dans du vin blanc, la décoction d'argentine dans de l'eau ; l'apozeme ſuivant peut être encore très-bon.

Prenez racines de chelidoine, de fraiſier, de chacune une once ; polypode de chêne une demi-once, feuilles d'argentine, de chardon-marie, de chacune une demi-poignée, ſemences d'ancholie deux gros ; faites bouillir le le tout dans trois chopines de vin blanc, que vous réduirez à une pinte ; après quoi ajoutez-y du ſuc dépuré d'endive deux onces, du ſyrop des cinq racines une once & demie. Le malade prendra un verre de cette décoction, toutes les quatre heures.

Après l'uſage des remedes ſuivans, on fera prendre les bains domeſtiques pendant huit ou dix jours, ſelon la force du malade & l'état de la maladie.

Les bains finis, il prendra les pilules ſuivantes :

Prenez de la crême de tartre, de la cochenille, de chacun un demi-gros, du ſavon de Veniſe trois gros ; pilez le tout dans un mortier, pour en faire quarante-huit pilules, la doſe eſt de ſix pilules trois fois par jour.

Si l'obſtruction du foie ne diminue point, & ſi la Jauniſſe ſubſiſte encore, le malade fera uſage des pilules ſuivantes, comme plus efficaces.

Prenez ſavon de Veniſe deux gros, ſaffran demi-gros, gomme ammoniac, éthiops minéral, de chacun un gros ; ſaffran de Mars apéritif deux gros ; pilez le tout dans un mortier avec de la gomme adragant, pour des pilules de huit grains chacune. Le malade en prendra ſix deux fois par jour.

L'uſage des eaux minérales eſt d'un grand ſecours dans cette maladie ; à défaut d'eau minérale naturelle, on en peut faire de l'artificielle de la maniere ſuivante :

Prenez du tartre martial ſoluble, de ſel de

Glauber, de chacun une once, de l'eau de riviere ou de fontaine cinq pintes; faites bouillir le tout enſemble juſqu'à diminution du cinquieme de la liqueur; retirez enſuite le vaiſſeau du feu, paſſez la liqueur & laiſſez-la refroidir pour le beſoin.

On purgera le malade tous les huit jours: on pourra même lui donner deux grains d'émétique en lavage, ſi les forces le permettent; les lavemens ſont auſſi très-bien dans ces cas.

Quand le foie ſera ſuffiſamment dégagé par ces remedes, il faudra en venir aux corroborans, l'infuſion dans l'eau de véronique & de millefeuille, de chacune partie égale, fera alors très-bien, pourvû qu'on ait la précaution d'y plonger par trois fois un fer rouge. Après avoir pris de cette boiſſon pendant huit jours, on preſcrit l'opiat ſuivant:

Prenez extrait d'abſynthe, de fumeterre, de chacun deux gros; énula campana un gros, ſaffran de Mars aſtringent une demi-once, fiel de bœuf épaiſſi en conſiſtance de miel, deux gros, rhubarbe en poudre, quinquina, de chacun un gros; mêlez le tout avec une ſuffiſante quantité de ſyrop d'abſynthe, dont on prendra gros comme une noiſette, une demi-heure avant le repas; on fera précéder à cet opiat un purgatif. Le malade obſervera un régime très-exact, il évitera les liqueurs ſpiritueuſes & les alimens échauffans, & montera à cheval.

CHAPITRE SECOND.

OBSERVATIONS.

PREMIERE OBSERVATION.

Ictéritie universelle.

LE 13 Juillet *1722*, je fus invité, dit le docteur Marquet, de me transporter chez la dame Voidat, âgée de 75 ans, pour lui procurer le rétablissement de sa santé. La couleur jaune de tout le corps, particulierement des yeux, les lassitudes spontanées, la difficulté de respirer, l'épaisseur des urines qui teignoient en couleur de saffran les linges qui en étoient imbibés, la foiblesse du pouls & sa lenteur, les demangeaisons de la peau étoient les signes & les symptômes qui caractérisoient une Ictéritie complette. Quelques Médecins font saigner les malades dans ce cas; je n'approuve nullement cette pratique, fondé sur ce que cette maladie étant occasionnée par une obstruction au foie & au canal choledoque: il y a beaucoup de disposition à l'Hydropisie, raison que je crois essentielle pour écarter la saignée, comme plus pernicieuse que profitable.

Je commençai donc la cure par le vomitif suivant : Prenez tartre stibié trois grains, crême de tartre un gros, manne de Calabre une demi-once, dissolue dans une suffisante quantité d'eau de fontaine chaude ; c'est-à-dire, dans une écuelle, pour prendre à la fois. La malade prit ce remede à jeun, qui la fit beaucoup vomir de bile.

Je la mis ensuite à l'usage des bouillons suivans : Prenez feuilles d'endive, de chicorée-sauvage, de laitue, de cerfeuil, de chacune une poignée, écrevisses de riviere pilées, n°. X. cloportes préparés, n°. XXX. faites bouillir avec une demi-livre de veau, & faites un bouillon qui sera pris tous les matins pendant quinze jours.

A la fin de ces bouillons que la malade continua de prendre pendant quinze jours, je la purgeai avec trois verres de la tisanne purgative suivante :

Prenez séné mondé une demi-once, rhubarbe choisie un gros, roses pâles, anis, coriandre, de chacun un demi-gros ; canelle fine, saffran oriental, de chacun un scrupule ; faites bouillir dans une livre & demie d'eau de fontaine, jusqu'à consomption d'un tiers, & faites-y dissoudre manne de Calabre deux onces, moëlle de casse récemment mondée une once ; ajoutez reglisse pilée deux gros, la moitié du suc d'un citron ; faites une potion laxative qui sera partagée en trois prises égales, que la malade avalera, laiſſant deux heures de diſtance entre chacune.

Je leur fis prendre enſuite un bol recommandé par Chomel, dans ce cas, & fait comme il ſuit :

Prenez racines de garance un gros, ſaffran de Mars apéritif en poudre ſubtile douze grains, aloës ſuccotrin deux ſcrupules ; faites avec le ſyrop des cinq racines apéritives, un bol qui ſera pris le matin. Ce bol réïtéré de quatre en quatre jours pendant quelques ſemaines, acheva de guérir la malade.

SECONDE OBSERVATION.

Sur la Jauniſſe.

Le 15 Février 1723, je fus appellé de la part du ſieur Rochefort, Cabaretier, pour le traiter d'une Jauniſſe univerſelle, avec des grandes démangeaiſons par tout le corps ; Jauniſſe cauſée par l'obſtruction du foie, qui en rétréciſſant le diamettre du canal choledoque, ou en le bouchant entierement, empêchoit l'écoulement de la bile dans la duodenum ; le reflux de la matiere bilieuſe dans le ſang, procuroit à la peau la couleur jaune, dont elle ſe trouvoit teinte, & les ſels âcres dont la bile eſt compoſée, mêlée avec la partie ſéreuſe du ſang, qui s'échappe par les pores de la peau, ſous la forme des ſueurs ou de ſimple tranſpiration, irritoient les fibres nerveuſes dont elle eſt compoſée, & cauſoient au malade les demangeaiſons dont il étoit tourmenté, ſurtout pendant la nuit, temps où la tranſpiration eſt beaucoup plus abondante.

L'indication que j'eus à remplir, fut de lever les obſtructions du foie, & de rétablir la circulation de la bile, par le moyen des apéritiſs & des purgatiſs que je fis procéder par le vomitif ſuivant :

Prenez tartre émétique cinq grains, crême de tartre un gros, manne de Calabre une once, diſſolvez dans huit onces d'eau tiede, & faites une potion qui ſera priſe le matin.

Cette médecine fit beaucoup vomir le malade, & commença à dégager les premieres voies des matieres bilieuſes qui y ſéjournoient; je preſcrivis enſuite l'opiat ſuivant:

Prenez extrait de Mars apéritif ſix gros, de fumeterre, de houblon, de chicorée ſauvage, aloës ſuccotrin, de chacun trois gros; ſel d'abſynthe, de tamariſc, de petite-centaurée, de chacun un gros; cloportes en poudre, ſagapenum, gomme ammoniac, de chacun deux gros, *aquila alba*, deux ſcrupules; réſine de jalap, trente grains; faites avec le ſyrop des cinq racines apéritives, un opiat, dont la doſe ſera d'un gros tous les matins, buvant par-deſſus un bouillon altéré avec les feuilles de chicorée, d'aigremoine & de ſcolopendre.

Pendant l'uſage de cet opiat, le malade prenoit pour boiſſon ordinaire, une tiſanne faite avec les racines d'aſperges, de petit houx, d'anonis, de *rubia tinctorum* & la regliſſe; ces remedes pris exactement, terminerent la maladie pendant l'eſpace de quinze jours.

TROISIEME OBSERVATION.

La Jauniſſe.

Le 11 Novembre *1726*, le fils de M. Morel, Tabellion à Cuſtine, attaqué d'un épanchement de bile par toute l'habitude du corps, me fit prier de l'aller voir audit lieu. Toute l'indication qui ſe préſenta à remplir, fut de lever l'obſtruction qui ſe trouvoit du côté du foie, qui faiſoit un obſtacle à la ſecretion de la bile dans les glandes qui lui ſont propres, & qui, en rétréciſſant & comprimant le diametre du canal choledoque, ou en le bouchant entierement, empêchoit l'écoulement de la bile dans le duodenum; le reflux de la matiere bilieuſe dans le ſang, procuroit à la peau une couleur jaune, dont elle ſe trouvoit teinte, & les ſels âcres & ſulfureux, dont la bile eſt compoſée, mêlés avec la partie ſéreuſe du ſang, qui s'échappe par les pores de la peau, sous la forme de sueur, ou d'insensible transpiration, irritoient les fibres nerveuses dont elle est composée, & causoient au malade les demangeaisons dont il étoit tourmenté, surtout pendant la nuit, temps où la transpiration est beaucoup plus abondante; ainsi je commençai la cure par le vomitif suivant:

Prenez tartre émétique cinq grains, manne une demi-once, dissolue dans huit onces d'eau tiede, & faites une potion à prendre le matin.

Cette potion vomitive commença à dégager les premieres voies des matieres bilieuses qui y séjournoient; ensuite je mis le malade à l'usage de l'opiat apéritif suivant:

Prenez extrait de Mars apéritif demi-once, séné, aloës succotrin, chicorée sauvage, de chacun deux gros, cloportes en poudre, sel d'absynthe, de petite-centaurée, de chacun un gros; saffran oriental un demi-gros, *aquila alba* deux scrupules, résine de jalap trente grains; faites avec le syrop des cinq racines apéritives un opiat, dont le malade prendra un gros tous les matins, en buvant par-dessus un bouillon fait avec le veau & les écrivisses.

Pour boisson ordinaire, je lui fis faire une tisanne avec les racines d'asperges, de bruscus, d'anonis, de *rubia tinctorum* & la réglisse. Le malade se trouva guerri sept ou huit jours après l'usage de ce remede.

QUATRIEME OBSERVATION.

Ictéritie noire.

Le 19 Janvier de l'année *1727*, je fus invité de la part de M. Cotté, Intéressé dans les Fermes de S. A. R. de l'accompagner jusqu'au Neuf-Château, lieu de sa demeure, pour le guérir d'une Jaunisse noire dont il étoit attaqué. Il avoit la peau de tout le corps livide, plombée, une fievre continue, des cardialgies, foiblesses, langueurs, perte d'appétit, la langue noire & chargée, le pouls petit, concentré & fréquent ; ses urines étoient d'un jaune rembruni, & ses déjections liquides & noires comme de la poix fondue, rendant une puanteur cadavereuse.

Je regardai tous ces symptômes comme la suite d'une obstruction causées par une lymphe épaissie, & arrêtée dans les glandes des visceres du bas ventre, & principalement dans celle du foie, ce qui étoit un obstacle à la sécrétion de la bile, & en occasionnoit dans le sang un reflux si considérable, que les vaisseaux de la peau en étoient abreuvés. La communication du foie avec l'intestin *duodenum*, étant interceptée, par l'ostruction du canal choledoque, le chyle se trouvoit dépourvû de bile, ce qui rendoit les déjections noires, d'une odeur très-désagréable.

Ma premiere indication ſe porta à faire tirer deux fois du ſang au bras du malade, pour diminuer l'inflammation & la fievre. Après chaque ſaignée, je lui fis prendre un demi-gros de thériaque, pour corriger la mauvaiſe qualité du ſang & pour lever les obſtructions, puis je le purgeai comme il ſuit :

Prenez décoction de tamarins cinq onces; faites-y infuſer rhubarbe choiſie un gros, roſes rouges, ſommités d'hypericum, de chacun une pincée; crême de tartre deux gros; diſſolvez dans la colature une once de caſſe récemment mondée, eſſence de canelle une goutte ; faites une potion purgative qui ſera priſe en une ſeule fois.

Le malade fut purgé doucement; ſes bouillons furent faits avec le bœuf, le veau & la volaille; on lui en donna un de quatre en quatre heures, dans lequel on fit amortir une demi-poignée de feuilles de chicorée, de cerfeuil, d'ozeille, & on y écraſa quelques écreviſſes.

Sa boiſſon ordinaire fut une tiſanne faite avec les racines de chicorée, de patience ſauvage, de régliſſe, les feuilles de ſcolopendre & l'orge entier ; il fut purgé comme ci-deſſus, enſuite je le mis à l'uſage de l'opiat ſuivant :

Prenez extrait de Mars aſtringent, conſerve des fruits de cinorrhodon, de chacun demi-once, poudre de viperes, cloportes préparés, de chacun un demi-gros; faites avec le ſyrop de chicorée composé, un opiat, dont la doſe ſera d'un gros deux fois par jour.

Au bout de quinze jours d'uſage de ces remedes, le malade ſe trouva convaleſcent; les accidens diſparurent, la couleur livide & noire de la peau, ſe diſſipa entierement, & il fut radicalement guéri.

CINQUIEME OBSERVATION.

Jauniſſe récente.

Le 25 Juillet *1728*, M. de l'Etang, Officier dans la Gendarmerie de S. A. R. âgé de ſoixante-ſept ans, me fit prier de le guérir d'un épanchement de bile qui lui étoit ſurvenu depuis peu. Le ſujet étant vieux & la maladie récente, je crus qu'il étoit à propos de tenter la guériſon par un remede doux, telle que la tiſanne Royale ſuivante.

Prenez ſéné mondé trois gros, canelle, rhubarbe choiſie de chacun un gros, roſes pâles une pincée, ſel d'abſynthe, de petite-centaurée, de chacun demi-gros; graines d'anis, de coriandre, de chacun une pincée; la moitié d'un citron coupé par tranches; faites bouillir dans une ſuffiſante quantité d'eau commune, & dans la colature réduite à trois verres; diſſolvez manne trois onces, tartre ſtibié trois grains ; faites une tiſanne laxative, dont le malade boira un verre de trois en trois heures, prenant un bouillon de veau entre chaque priſe.

Le malade fut bien purgé par haut & par bas, & abſolument rétabli dès le lendemain.

SIXIEME OBSERVATION.

Ictéritie.

LE 13 Novembre *1732*, M. Toillie, Chevaux-Léger de la Garde de S. A. R. me fit inviter de le guérir d'une Ictéritie, ou épanchement de bile qui lui étoit ſurvenu depuis environ quinze jours.

La cauſe prochaine & immédiate de la Jauniſſe, eſt l'obſtruction du foie & du conduit choledoque ; elle eſt la meſſagere de l'Hydropiſie, & ſe guerit avec les mêmes remedes.

Je commençai la cure par faire prendre au malade cinq grains de ſel ſtibié dans un bouillon ; remede qui le purgea très-bien par le haut ; le lendemain je lui preſcrivis le bol ſuivant :

Prenez racines de garance en poudre un gros, aloës ſuccotrin deux ſcrupules ; faites avec le ſyrop des cinq racines apéritives, un bol qui ſera pris le matin. *Chomel.*

Le bol, en purgeant le malade, lui fit jetter par le bas, beaucoup de bile, & commença à faire diminuer la couleur jaune de tout le corps, ensuite je lui fis prendre, pendant huit jours, tous les matins & soirs, l'émulsion suivante :

Prenez semences d'ancholie, d'alkekenge, de chacune un demi-gros ; pilez-les dans un mortier de marbre, versant par-dessus, peu-à-peu, eau de grande-chelidoine cinq onces, syrop d'absynthe une once ; faites une émulsion que le malade prendra le soir. A la fin de la huitaine, il fut très-bien guéri.

SEPTIEME OBSERVATION.

Le 16 du mois d'Août *1736*, l'épouse de M. Dordelu, Avocat très-renommé, âgé d'environ cinquante ans, me fit appeller pour lui donner mes soins & lui procurer sa guérison.

La couleur jaune de tout le corps, accompagnée de demangeaisons, caractérise assez la maladie, sans qu'il soit nécessaire d'une plus longue explication ; il suffira donc de dire que la Jaunisse est causée par l'obstruction du foie & du conduit du canal choledoque ; obstruction qui empêche la bile de se dégorger dans le duodenum, & qui la fait rentrer dans le sang, d'où elle s'épanche entre cuir & chair, & produit la couleur jaune de toute la peau du corps.

Les prurits & les démangeaisons dont la malade étoit tourmentée, provenoient de l'âcreté de la bile.

La guérison de la Jaunisse ne peut se faire qu'en enlevant les obstructions qui bouchent le couloir choledoque, & qui empêchent les sécrétions ou le dégorgement de la bile dans le duodenum, & rien ne peut mieux enlever les obstructions que les vomitifs, les remedes apéritifs & les purgatifs. Je commençai donc par faire prendre à la malade quatre grains de tartre stibié, un gros de crême de tartre & une once de manne, le tout délayé dans cinq onces d'infusion de rhubarbe; ce remede fit son effet par haut & par bas, & évacua quantité de bile à la malade.

HUITIEME OBSERVATION.

Le 24 Mai *1744*, le nommé Pargny, demeurant au haut de la rue de la Hache, à Nancy, me fit prier de l'aller voir & de le guérir d'un épanchement de bile, causé par l'obstruction du canal choledoque. Lorsque la bile ne peut se filtrer par ce canal, elle reste dans le sang & produit l'ictérisie ou Jaunisse.

Pour procurer la guérison au malade, ma premiere indication fut d'évacuer la bile surabondante, par le secours du tartre émétique dont je fis prendre cinq grains au malade qui le firent vomir à ſept ou huit priſes; enſuite pour faire réſoudre & enlever les obſtructions du foie, je lui preſcrivis l'opiat ſuivant :

Prenez extrait de Mars apéritif une once, de fumeterre, de houblon, de chicorée, de chacun deux gros, ſel d'abſynthe, de petite-centaurée, de chacun un demi-gros ; réſine de jalap trente grains; faites avec une ſuffiſante quantité de ſyrop des cinq racines apéritives, un opiat, qui ſera pris tous les matins à la doſe d'un gros.

Pour boiſſon ordinaire, je fis prendre la tiſanne faite avec les racines du bruſcus, de l'anonis, du rubia tinctorum, les bayes de genievre & la régliſſe; & il fut gueri peu de jours après.

OBSERVATIONS

ANATOMIQUES ET MÉDICALES

De quelques Médecins Lorrains.

OBSERVATION ANATOMIQUE,

Sur la double Matrice d'une femme de quarante-huit ans, morte à Nancy, au mois de Novembre 1752. Par M. BAGARD, Président du College Royal des Medecins de Nancy.

1. LES Obſervations anatomiques ſont enrichies de découvertes curieuſes, touchant les parties de la génération de certains hommes, auxquels la nature a prodigué des marques de libéralité. On en trouve des exemples rapportés dans les cas obſervés par Foreſtus, *lib. XXVII. Obſerv. 15.* Dans les Centuries de Borrell. *Cent. II. Obſerv. 60.* Dans les Obervations de Graaf, *lib. C. pag. 8.* Dans la Spermatalogie de Schurig, *cap. II. Theſ. 23.* Dans Rolfing, *de partibus genitalibus. part. I. cap. II.* Dans le premier livre de l'Anatomie de Bartholin, *Anatom. lib. I. cap. XXII.* Dans

Dans le Zodiaque de la Médecine françoise de Blegny, *ann. II. lib. I. Observ. 2. m. n. e. anno. 5 & 6. Observ. 86.* Dans la Physiologie de Langius, *Physiol. Thes. 36.* Enfin, dans les Questions de la Médecine légale de Zacchias & dans celles de Teichmeyer, *pag.* 124.

L'utilité de ces Observations est importante, en ce qu'elles instruisent les Anatomistes, que la nature n'est pas toujours uniforme dans ses évolutions ni dans ses productions ; qu'elle multiplie, qu'elle varie & qu'elle déplace même quelquefois les parties dont le corps humain est composé.

L'Observation particuliere, dont nous faisons part au Public, nous paroît d'autant plus précieuse, que ce phénomene rare ouvre les yeux des Physiciens & des Médecins, sur les causes conjecturales de la superfœtation, dont par la seule inspection des deux uterus, on reconnoît la possibilité. La personne qui a donné lieu à notre Observation, étoit une une femme âgée de quarante-huit ans, d'un tempérament sec & maigre, ayant les passions fort vives, laborieuse & toujours en action. Elle se nommoit Elisabeth Dechard, de la Paroisse de Sainte-Magdeleine de Besançon, mariée à François Petit, Maître Perruquier à Nancy.

Elle a eu quatorze enfans de son mariage, dont aucuns ne sont venus à terme. Toutes ses couches ont été précédées d'une perte de ſang, & ſuivies d'accidens fâcheux. Dans un de ſes accouchemens elle mit au monde deux jumeaux au terme de quatre mois & demi, leſquels n'avoient qu'un arriere-faix, & qui reçurent le baptême après leur naiſſance. On aſſure qu'un mois après ce dernier accouchement, elle accoucha derechef, d'un fœtus de ſix ſemaines.

On a attribué ſes avortemens ſi fréquens, à ſa grande vivacité, à ſon travail toujours forcé, & à l'abondance du ſang.

La maladie dont elle eſt morte après deux ans de langueur, de toux, d'expectoration purulente, de fievre lente & hectique; enfin dans une conſomption extrême, étoit cette affection, nommée *tabes glandularis pulmonum :* par l'ouverture du cadavre qui a été faite par un Médecin du College, on a trouvé les poumons adhérens dans toute leur ſurface, avec la plevre, le mediaſtin & le diaphragme; ils étoient endurcis & d'un volume conſidérable, en comparaiſon de l'état naturel : ils étoient auſſi parſemés d'un nombre infini de petites glandes, dont les unes étoient ſchirreuſes & les autres ulcérées; l'épiploon & les inteſtins garnis de quantité de graiſſe jaune; le pancreas & le meſentere remplis de glandes ſchirreuſes, le foie d'un rouge enflammé, parſemé de petites glandes comme les poumons, la véſicule du fiel vuide & affaiſſée.

En examinant les parties contenues dans le

baſſin, on fut ſurpris d'y rencontrer une matrice, qui parut d'un aſſez gros volmue ; on l'enleva avec adreſſe, à cauſe des perſonnes qui aſſiſtoient à l'ouverture, & qui s'y ſeroient oppoſées.

Cette double matrice reſſemble d'abord à deux poires renverſées & d'une égale groſſeur, un peu applaties ſur les deux ſurfaces antérieure & poſtérieures, ſéparées vers leur fond, de l'eſpace d'un pouce, réunies par leurs cols juſqu'à leur poïnte, & ſe terminant à un orifice interne commun.

A la figure près, ſa ſubſtance eſt composée comme celles de toutes les matrices des femmes, defibres charnues, ſolides, & de membranes : ſon épaiſſeur eſt d'un travers de doigt, un peu plus forte dans ſa baſe & ſon col ; il n'y a qu'une trompe à chaque matrice, qu'un ovaire, qu'un cordon d'arteres & de veines ſpermatiques.

Ayant introduit une petite ſonde par l'orifice interne commun, on a pénétré dans les cavités des deux matrices, par les orifices ſéparés.

On a ouvert de bas en haut l'orifice interne commun, ce qui a fait découvrir une premiere concavité liſſe & polie, au milieu de laquelle, vers ſon haut, ſe faiſoit remarquer une élévation ou monticule, qui ſéparoit des rainures ou enfoncemens qui conduiſoient ſéparément aux orifices particuliers de chaque uterus, par où la liqueur séminale de l'homme pouvoit jaillir aisément.

Chaque matrice ayant été ouverte longitudinalement suivant la direction de la sonde introduite, on a reconnu deux concavités longues, lisses & polies, dans chacune desquelles on pouvoit loger une grande olive, & placées dans le centre de chaque uterus. L'une & l'autre matrice étoient parfaitement distinctes & ressemblantes dans leur structure, conformation, épaisseur, concavités & orifices : il y a bien lieu de présumer que cette femme a porté des enfans dans toutes les deux, & qu'elle a eu ses régles & ses pertes fréquentes, par les lacunes des vaisseaux utérins de l'une & de l'autre.

Il résulte de la description des deux matrices dont nous avons parlé : 1°. que les fréquens avortemens & les pertes de sang d'Elisabeth Dechard, peuvent être attribués à la nature & à la construction de ces deux visceres réunis vers leurs orifices, par la multiplicité des vaisseaux uterins, & la détermination du sang vers eux.

2°. Que cette femme a pu concevoir, & même qu'elle a conçu dans l'une & l'autre matrice.

3°. Qu'il est possible qu'elle ait conçu dans l'une, sans que rien empêchât de concevoir dans l'autre trois ou quatre mois après la premiere conception.

4°. Qu'il n'y avoit point de contradiction que deux enfans naquissent à terme d'une femme, dans le cas de conformation d'une semblable double matrice, par un seul & même accouchement successif, s'ils eussent été engendrés dans le même temps & séparément dans l'uterus.

5°. Que si ces deux enfans eussent été formés à trois ou quatre mois de distance, par superfétation, cette femme eût pû accoucher, même à terme de chaque enfant, dans les temps relatifs au moment de leur procréation.

Une Dame de qualité de Lorraine accoucha, il y a vingt-cinq ans, d'un enfant à terme, bien conformé & se portant bien : elle eut des couches très-heureuses & les suites de même. Cette Dame sortit au bout de quarante jours, & se porta à merveille ; environ six semaines après sa sortie, elle eut des douleurs de reins & de matrice, lesquelles ayant augmenté pendant trois jours, on fit venir une Matrône, qui ayant touché cette Dame, lui annonça qu'elle alloit accoucher ; ce qui arriva en effet : elle mit au monde un enfant mâle d'environ trois mois, qui fut baptisé & mourut un quart-d'heure après sa naissance. Sans avoir l'esprit occupé d'illusions sur le fait des doubles Matrices, n'est-il pas vraisemblable que cette Dame en avoit deux ?

DESCRIPTION EXACTE

D'une maladie qui régna dans Nancy en 1757, & qui enleva beaucoup de malades ; tirée des Mémoires de M. MARQUET, Docteur en Médecine, & ancien Médecin Botaniste de Son Altesse Royale.

2. LES symptômes de cette maladie se déclarent d'abord par une toux séche, des lassitudes spontanées, qui continuent trois, quatre, & même jusqu'à huit jours ; après quoi la fievre survient au malade : elle est précédée de frissons, & accompagnée d'oppression de poitrine, de toux avec crachement de sang, de grandes douleurs de tête, de soif, chaleur d'entrailles, d'insomnies, de délires, quelquefois de vomissemens & douleurs dans l'hypocondre droit, avec noirceur de la langue. Dans les commencemens, les urines sont claires, brillantes & rougeâtres, quelques jours après, elles se troublent sans dépôt, & ensuite elles déposent un sédiment rougeâtre, & souvent laiteux ; les yeux des malades sont brillans, leur pouls est dur, fort élevé dès le commencement de la maladie ; dans son état, il devient petit, plus fréquent & intermittent sur le déclin ; il est lent & sans aucune intermission. Par ces différens symp-

tômes, il n'eſt pas difficile de caractériſer la maladie en queſtion ; c'eſt une Péripneumonie, puiſque la fievre, l'oppreſſion de poitrine, la toux & le crachement de ſang, en ſont les ſignes eſſentiels.

La cauſe éloignée de cette maladie eſt un air froid, qui a ſubſiſté pendant un hiver long & rigoureux, dont le nître groſſier a tellement épaiſſi les humeurs, que le ſang ne pouvant plus circuler librement dans les poumons, gonfle ſes vaiſſeaux les plus délicats, les rompt, s'extravaſe dans les véſicules pulmonaires, & produit la Péripneumonie : or ce ſang extravaſé en eſt la cauſe prochaine. Pour guérir cette maladie, ma premiere indication a été de diminuer la fievre, l'inflammation & l'oppreſſion de poitrine, par le ſecours de la ſaignée du bras; j'ai mis enſuite mes malades à l'uſage d'une tiſanne pectorale, que l'on faiſoit tiédir pour toute boiſſon. J'ai fait prendre aux uns des juleps pectoraux & ſudorifiques, en y ajoutant les poudres contre-vers & le ſyrop de diacode; & aux autres, le vomitif avec le tartre émétique, la manne & les contre-vers; je me ſuis reſtraint à trois ou quatre ſaignées du bras pour chaque malade. Très-peu ont été exempts du flux de ventre, que j'ai arrêté d'abord, tant par l'uſage du diaſcordium, que des autres aſtringens, parce que le flux ſurvenant à la Pleuréſie ou à la Peripneumonie, eſt très-dangereux.

Enfin, ſur le déclin, je mis mes malades à l'uſage des herbes vulnéraires, en guiſe de thé, & leur fis prendre à chacun une potion purgative, en y ajoutant les contre-vers. Cette méthode a eu un ſi heureux ſuccès, que de quatre-vingt-cinq malades, de tous les ordres que j'ai traités dans l'eſpace d'un mois, il n'en eſt mort que deux.

Je n'en ai fait ouvrir aucun, parce que je croyois connoître ſuffiſamment la maladie, ſous le caractère ci-deſſus dénommé, & je ne ſuis pas ſurpris ſi l'on a trouvé les lobes du poumon ulcérés & remplis de matiere purulente, à l'ouverture de pluſieurs morts, tant à l'hôpital qu'ailleurs.

Le flux ſurvenant à ces ſortes de malades, leur poitrine ſe remplit à proportion que le bas-ventre ſe vuide; & l'expectoration étant arrêtée, il faut néceſſairement que le ſang extravaſé dans la ſubſtance du poumon, y croupiſſe & ſe change en matiere purulente, d'où s'enſuivent ordinairement la ſuffocation ou l'empyene: le gonflement du ventricule & les taches livides, que l'on a trouvées au foie par l'ouverture des cadavres, ne doivent être regardées que comme une ſuite de l'inflammation des poumons, qui s'eſt communiquée aux parties voiſines, par la proximité.

OBSERVATION ANATOMIQUE,

Sur un épanchement considérable de sang dans la cavité du péricarpe; par M. BAGARD, Président du College Royal des Médecins de Nancy, Chevalier de l'Ordre de S. Michel.

3. Il y a des maladies dont les causes se dérobent également à l'esprit & aux yeux. Lorsqu'après la mort nous cherchons des causes dans le tissu des parties, nous y voyons souvent nos erreurs, mais elles ne nous préservent pas de nouveaux égaremens : elles nous apprennent seulement, dit l'illustre Auteur des *Maladies de cœur*, qu'elles sont inévitables, lorsque nous voulons prononcer sur des maux dont les signes sont équivoques. Le seul avantage que nous retirons des découvertes que nous faisons sur certaines maladies, c'est la réserve qu'elles nous inspirent dans nos décisions & dans l'usage des remedes. L'histoire des malheurs qui environnent l'humanité, sera toujours intéressante & méritera notre curiosité. L'observation suivante en est un exemple.

Une Dame âgée d'environ soixante ans, qui avoit joui constamment d'une santé parfaite & d'un embonpoint assez considérable, se sentit tout-à-coup une douleur & une presſion ſur le *ſternum*, qui fut bientôt ſuivie d'une oppreſſion de poitrine, avec des étouffemens extrêmes, accompagnés de ce râlement de poitrine qui annonce l'agonie : cet effrayant état étoit accompagné de grandes inquiétudes & d'anxiétés de cœur & d'eſprit; ſa voix affoiblie ne prononçoit que le mot, *je me meurs ;* le pouls étoit gros, plein, dur & fréquent; une ſueur brûlante s'étoit répandue ſur le viſage, avec une rougeur violente ſur les joues; la même ſueur occupoit la poitrine, & cette Dame étoit dans une forte agitation de ſon corps, ſe portant à chaque inſtant de côté & d'autre, ſans pouvoir reſter dans une place, la tête élevée, aſſiſe dans ſon lit, les jambes pendantes.

Tous ces accidens enſemble me parurent d'une matiere à éluder toutes les reſſources de l'art; mais il ne fut pas aiſé de juger de la cauſe qui les avoit produites auſſi promptement. Quoique cette maladie reſſemble à un Aſthme ou à un Catharre ſuffoquant, mes ſoupçons & mes conjectures tomberent ſur une Hydropiſie dans la duplicature du médiaſtin, ou celle du pericarpe. On étoit en droit d'imaginer auſſi que l'action des nerfs pouvoit y avoir quelque part, parce que cette Dame, naturellement très-vive & d'une humeur gaie, s'occupoit ſans intervalles, dans les pleurs & dans les regrets de la perte d'un mari auquel elle étoit attachée. On ſçait qu'il arrive dans les affections chagrinantes de l'esprit, des oppressions fréquentes, que le moindre mouvement renouvelle ou augmente, des palpitations & tremblemens de cœur, des étouffemens, des syncopes. On saigna sur le champ cette illustre Dame, & on lui tira douze onces de sang du bras ; on répéta une heure après la saignée, & dans cet intervalle on lui fit prendre plusieurs cuillerées d'une potion vulnéraire ; ces deux saignées diminuerent tellement les accidens, qu'elles donnerent lieu à se flatter de quelqu'espérance ; mais sur le soir ils reprirent toute leur force ; on en vint encore aux saignées du bras & du pied, qui ne produisirent d'autres succès que de diminuer l'oppression & les étouffemens.

Elle passa toute la nuit & le jour suivant, dans un fauteuil, avec des angoisses & des anxiétés du cœur, où elle portoit sans cesse la main ; le pouls s'éclipsoit à chaque instant ; on lui donna plusieurs fois du *lilium* de Paracelse ; ses jambes se refroidirent & enflerent ; enfin elle mourut en pleine connoissance, & dans un syncope, au bout de quarante-huit heures de l'invasion de l'attaque.

Le vingt Octobre au matin, on a ouvert le corps de cette Dame, en présence des Médecins appellés en consultation : voici ce qu'on y a découvert.

Les incisions au bas-ventre ayant été faites, on a d'abord remarqué cet énorme volume du corps graisseux, lequel étoit dans les moindres endroits de l'épaiſſeur de cinq pouces, & dans d'autres comme au pubis, de ſix ou ſept, la graiſſe étoit blanche comme neige.

Le péritoine avoit une épaiſſeur & une ſolidité remarquable ; tous les viſceres du bas-ventre étoient fort ſains ; mais le foie avoit un volume ſi conſidérable, qu'il occupoit entierement l'eſpace des ſept dernieres côtes, & repouſſoit le diaphragme dans la poitrine, ce qui étoit capable, par la compreſſion que le poumon droit en ſouffroit, de gêner la reſpiration.

L'eſtomach & les inteſtins étoient dans un état naturel & ſain, excepté le colon qui étoit très-dilaté par les vents.

Le *ſternum* ayant été enlevé, on apperçut d'abord environ un verre de ſéroſité claire, qui ſortit par l'effet de la pointe du biſtouri, en ſéparant les côtes, & qui ſe répandoit ſur le poumon gauche. Le poumon droit avoit ſur ſa ſuperficie, des petites taches noires, groſſes comme des lentilles, ſans que le poumon parût infecté d'inflammation.

Le péricarpe ayant été ouvert, on fut prodigieuſement ſurpris de remarquer, qu'au lieu de la ſéroſité ordinaire qu'il contient naturellement, de le voir rempli d'une maſſe du ſang coagulé, qui appuyoit ſur le cœur dans toute ſa circonférence, laquelle peſoit environ une livre & demie.

Le cœur étoit flétri, ſe déchirant facilement avec les ongles : on a obſervé pluſieurs taches noires & comme gangreneuſes ſur ſa pointe. Le ventricule gauche ne contenoit point de ſang ; mais on en a trouvé quelque peu dans le droit, noir & coagulé.

Le ſang noir & coagulé, dont le péricarpe étoit rempli, a ſans doute étouffé les mouvemens de diaſtole du cœur ; ce qui a donné la mort à cette Dame qui a conſervé juſqu'au dernier moment ſa préſence d'eſprit, ſans ſe plaindre qu'elle ſouffrît dans les derniers momens, que des angoiſſes & des anxiétés autour du cœur.

L'étendue & le volume du péricarpe rempli de cette quantité de ſang coagulé, devoit gêner prodigieuſement la reſpiration : le poumon en étoit comprimé & applati ; le lobe gauche, ſurtout, ne devoit preſque plus recevoir l'air par la trachée artere.

Nous n'avons pû reconnoître d'ouverture viſible ou des veſtiges aſſez marqués, ni dans le péricarpe, ni dans le cœur, (excepté les taches noires ſur ſa poitrine) des vaiſſeaux qui ont donné jour à l'effuſion de ce ſang. Comme les grands vaiſſeaux du corps humain, peuvent s'ouvrir par les pores exhalans, ceux qui rampent ſur le tiſſu du cœur ſont expoſés au même cas, & à produire de ſemblables accidens.

On peut expliquer, ſans être téméraire, cet épanchement aſſez conſidérable de ſang, par un déchirement qui s'eſt fait vers la pointe du cœur, d'un rameau de la veine coronaire, dont le ſang eſt ſorti par gouttes, & s'eſt répandu dans la cavité du péricarpe, où il s'eſt coagulé.

Les chagrins dont cette Dame s'eſt occupée vivement, ne ſont-ils pas capables d'avoir dilaté ſi ſouvent le cœur après l'avoir d'abord reſſerré, qu'il ſe feroit formé une ſtaſe de ſang dans les petits vaiſſeaux de ſa ſurface, qui auroit occaſionné cette eſpece d'hémorrhagie ?

La triſteſſe contracte d'abord le cœur & le reſſere ; le ſang ſe ramaſſe dans ſes oreillettes, il ne traverſe que difficilement les poumons, qui ſont anguſtiés de même, ou qui ne s'étendent pas aſſez : le ſang eſt repouſſé, ſuivant Lanciſi, dans le tronc des arteres, par le reſſerrement ſubit qui arrive aux poumons & aux autres parties : les ventricules remplis d'une maſſe trop conſidérable, qui y eſt pouſſée par les oreilletes, & qui ne peut ſortir par les arteres, doivent donc ſe dilater peu à peu. La perſonne dont je viens de décrire une maladie rare, qui entraîne après ſoi une mort inévitable, ayant vécu dans la ſtérilité, nous examinâmes l'uterus & les ovaires. La matrice étoit de la groſſeur d'une poire de Rouſſelet, ſon orifice interne extrêmement dur & ſerré : nous ouvrimes ce viſcere, dans la cavité duquel on découvrit un corps glanduleux, rond, blanc, compacte & adhérent en pluſieurs endroits a la ſurface interne de l'*uterus*, dont il occupoit tout l'eſpace : cette eſpece de glandes ressembloit, quand elle fut ouverte, à la substance cendrée d'un cerveau, mais plus dure & plus solide ; son volume étoit de la grosseur d'une petite pomme d'apis, & pesoit environ une once ; les ovaires se sont trouvés très-petits, blancs & durs.

MOYEN POUR VIVRE LONG-TEMPS,

Extrait des Mémoires de M. MARQUET.

4. IL conste par ces Mémoires que la vraie méthode pour parvenir à une longue vie, est d'avoir, lorsqu'on est couché les pieds plus élevés que le reste du corps, excepté la tête & la poitrine : on rapporte dans ces Mémoires, les exemples de trois Vieillards qui sont parvenus à une grande vieillesse pour avoir fait usage de ce moyen. Le premier est M. le Comte de Custine, ancien Colonel du Régiment aux Gardes de Lorraine, il ne se couchoit jamais sans avoir un chevet sous ses pieds, presqu'aussi haut que celui de sa tête; il a vécu plus de soixante-quatorze ans. Le second est M Tisserand, Chanoine de la Primatiale ; il a été plusieurs fois hydropique, & il s'est toujours guéri en se couchant avec les jambes & les pieds plus élevés que le reste du corps, excepté la tête & la poitrine ; il s'est conservé ainsi jusqu'à l'âge de quatre-

vingts ans : ce Chanoine disoit à qui vouloit l'entendre, que lorsqu'il n'avoit pas les pieds assez haut, ses jambes devenoient de rechef édémateuses ; mais d'abord qu'il relevoit le chevet de ses pieds, elles se désenfloient totalement. Le troisieme qui a employé cette méthode, a été M. Kircler, Doyen de Messieurs les Maîtres des Comptes de Lorraine ; il a prolongé, par cette méthode, sa vie, jusqu'à l'âge de quatre-vingt-dix ans. La raison nous dicte clairement de quelle utilité peut être aux hommes ce moyen, sans être obligé de le démontrer ici.

OBSERVATION ANATOMIQUE,

Sur un étranglement de l'intestin rectum, occasionné par un pessaire ; par M. BAGARD, Président du College Royal des Médecins de Nancy, Chevalier de l'Ordre de S. Michel.

LA maladie dont nous allons décrire les accidens & son événement funeste, mérite d'autant plus d'être rangée dans nos Observations, que l'histoire d'un cas aussi singulier, & d'une cause aussi impénétrable par la réticence où on l'a tenue, peut devenir un exemple utile aux personnes du sexe & aux Médecins.

Une Dame âgée de quarante-huit ans, mere

de plusieurs enfans, d'un tempéramment sanguin, jouissoit d'une santé assez parfaite, & soutenue des regles de la tempérance, lorsque s'étant livrée trop sensiblement aux chagrins & trop appliquée aux devoirs & aux austérités de la Religion, elle s'apperçut de dérangemens fréquens de son estomac, qui occasionnerent des vomissemens & des devoiemens bilieux: des purgatifs doux, l'usage de la camomille romaine, en guise de thé, les eaux de Bussang & celles de Seltz avoient assez solidement rétabli sa santé, lorsqu'après quelques jours de constipation, elle ressentit tout-à-coup, à son réveil, une colique violente d'estomac, suivie de vomissement d'une bile verdâtre pendant trente heures, accompagnée d'une tension douloureuse dans toute la région épigastrique, d'inquiétudes, de vapeurs & de mouvemens spasmodiques, avec une fievre médiocre; ce qui faisoit dire à cette Dame qu'elle avoit un skirre à l'estomac, comme sa sœur, dont on rapportera, article 7, le détail de ce qu'on trouva après sa mort.

On employa incontinent la saignée du bras qui fut répétée six heures après; dans l'intervalle on lui donna de l'eau émétisée, une boisson abondante de limonade cuite, des lavemens d'eau de veau, avec de l'huile d'amandes-douces; & vers le milieu de la nuit, la potion antivomitive de Riviere, dans laquelle on avoit ajouté dix à douze gouttes de laudanum liquide de Sydenham, qui modéra pour peu de temps les accidens.

Il faut obſerver qu'on s'apperçut dès ce jour-là, que les remedes ne pénétroient qu'en très-petite quantité, qu'ils reſſortoient incontinent, & qu'ils occaſionnoient des douleurs vives d'entrailles ; ce qu'on attribuoit aux vents dont elle étoit remplie.

Le jour ſuivant la fievre augmenta, & les accidens ſe multiplierent, la tenſion de l'abdomen devint plus conſidérable, les douleurs plus vives dans l'eſtomac & dans le bas-ventre, qui s'enfla déjà avec beaucoup des difficultés d'uriner, une grande agitation & des anxiétés de cœur & d'eſprit.

On rëitéra les ſaignées du bras juſqu'à trois fois ce jour-là ; on répéta les lavemens pluſieurs fois ſans aucun ſuccès ; on appliqua des fomentations ſur le bas-ventre ; on donna ſouvent à la malade de l'eau de poulet altérée de chicorée & de cerfeuil ; mais au bout de quelques minutes, la malade vomiſſoit cette boiſſon, enſuite de la bile : ſur le ſoir on lui fit reprendre la potion de riviere avec le laudanum liquide de Sydenham; ce qui rendit la nuit moins orageuſe.

Le troiſieme jour les ſymptômes furent moins cruels, les vomiſſemens moins fréquens & la fievre diminua ; ſans cependant rien rendre par le ventre qui reſta tendu & douloureux. On mit en uſage le demi-bain, dans lequel cette Dame étoit ſoulagée : on tenta, ſans ſuccès, les lavemens d'huile d'amendes-douces pure, & avant la nuit on la ſaigna du bras. Un demi-grain d'opium, avec deux grains de la poudre des eſpeces de la confection d'hyacinthe dans un petit bol, modérerent les accidens de cette nuit.

Le jour ſuivant, tout devint plus ſérieux; la fievre plus aiguë & redoublante; le ventre ſe tendoit extraordinairement; la conſtipation fut plus opiniâtre & les vomiſſemens ſubſiſterent : l'inflammation des entrailles ayant fait du progrès, on remit ſur pied les ſaignées du bras, & on leur fit ſuccéder une ſaignée du pied; la nuit de ce quatrieme jour fut aſſez tranquille. Comme l'abdomen acquéroit de jour en jour plus de tenſion & d'étendue, & que la tympanite étoit bien déclarée, on eut recours au demi-bain, dans lequel la malade avoit une tranquillité conſolante : on employa les carminatifs, extérieurement & intérieurement, mêlés avec des ſpiritueux non-incendiaires & les calmans; tous ces remedes indiqués reculoient de quelques jours l'événement de cette maladie.

Mais toutes les précautious étant devenues infructueuſes, & le ventre n'ayant pu s'ouvrir, la gangrene dans les entrailles termina l'inflammation & la vie de cette Dame au bout de douze jours.

Ayant procédé à l'ouverture de ſon corps, on a remarqué en premier lieu, que le bas-ventre étoit si prodigieusement distendu, dur, renitent & sonore, qu'il ressembloit à un très-gros balon; les tégumens séparés, à peine le bistouri eut-il donné jour par la section du péritoine, qu'il en sortit, avec un bruit semblable à un coup de pistolet, des vents répandus dans la capacité du bas-ventre, avec une puanteur la plus fétide.

Les intestins étoient si fortement soufflés & dilatés, tant les grêles que les gros, qu'ils avoient environ trois fois leur grosseur naturelle, le colon, surtout, étoit gros comme la cuisse. Les mêmes intestins étoient perforés en plusieurs endroits, l'ouverture a paru aussi grande que la cavité d'une plume; c'est par ces ouvertures que l'air rarefié s'étoit répandu dans la capacité du bas-ventre; ils étoient engorgés, enflammés & gangrenés en plusieurs endroits, surtout du côté qui les unit au mesentere.

L'estomac & le commencement du duodenum étoient flétris, pâles, blancs, flasques; on a jugé qu'ils étoient paralysés. Mais ce qui a surpris, c'est que le rectum à six ou sept pouces environ au-dessus de l'anus, étoit tellement serré & contracté dans toute la circonférence circonscrite d'un doigt, qu'il sembloit qu'on y eût fait une ligature, laquelle s'opposoit à l'issue des vents & des excrémens, & qui opposoit la même résistance à l'introduction des lavemens.

Il n'y avoit aucune matiere excrementitielle dans le rectum, ni au-dessus, ni au-dessous de l'étranglement, le cœcum même ne contenoit que des vents ; tout étoit reflué dans le colon, dans lequel on trouva un amas assez considérable d'excrémens détrempés.

En recherchant dans les parties voisines la cause de cet étranglement, nous découvrîmes dans le fond du vagin, immédiatement au-dessous de l'orifice de la matrice, un pessaire solide, rond, ayant quatre pouces environ de circonférence, & un quart de pouce d'épaisseur, un peu éminci sur les bords, ouvert dans le centre, tels que sont les pessaires ronds.

On n'a pu imaginer que cette Dame eût conservé ce pessaire, pendant sa maladie. On a sçu après sa mort seulement qu'elle en portoit depuis sa premiere couche, ayant eu un relâchement des ligamens larges de l'utérus, & le vagin descendu.

Il y a lieu de juger que ce dernier pessaire, qu'on nous a assuré avoir été introduit depuis trois mois dans le vagin, y étant placé & comme moulé dans sa partie supérieure, ainsi que nous l'y avons trouvé, comprimoit par une de ses surfaces, la partie du rectum, avec lequel le vagin est adhérant ; que par cette compression le rectum s'est insensiblement affaissé dans le parois de cet endroit, & que son calibre s'y est peu-à-pen retréci & contracté, & enfin tout-à-fait étranglé ; d'où il s'en est suivi un obstacle invincible aux vents & aux déjections, ainsi qu'à l'entrée des lavemens; enfin que cette cause de maladie, si elle eût été connue, ne pouvoit être détruite que par l'intromission dans l'anus & le rectum, jusqu'au dessus de sa partie étranglée, d'une bougie longue & ronde, enduite d'huile d'amandes douces & pénétrante, s'il eût été possible, jusqu'au dessus de l'étranglement.

Dans l'examen qui a été fait des visceres du bas-ventre, ils ont paru dans l'état naturel, excepté la vésicule du fiel qui étoit extrêmement retrécie, dure, & dont la cavité contenoit une pierre solide, ovale, & de la grosseur d'une bonne olive d'Espagne, de la même forme & figure, & dont la surface est truffée. L'ovaire gauche étoit gros comme une bonne pomme d'apis, blanc comme la coque d'un œuf, & contenant une sérosité rougeâtre.

COCHON MONSTRUEUX NÉ A METZ.

Extrait des Œuvres D'AMBROISE PARÉ.

6. L'AN 1572, dit Ambroise Paré, *suivant le langage de ce temps*, le lendemain de Pâques, à Metz en Lorraine, dans l'hôtellerie du S. Esprit, une Truye cochonna un Cochon ayant huit jambes, quatre oreilles, la tête d'un vrai chien, les derrieres du corps

séparés jusqu'à l'estomach, & depuis jointes en un, ayant deux langues situées au travers de la gueule, & avoit quatre grandes dents; sçavoir en autant dessus que dessous de chacun côté; leurs sexes étoient distingués, de façon qu'onne pouvoit connoître s'ils étoient mâles ou femelles; ils n'avoient chacun qu'un conduit sous la queue; le pourtraict duquel puis n'a gueres, m'a été envoyé par M. Bourgeois, Docteur en Médecine, homme de bon sçavoir & bien expérimenté en icelle, demeurant en ladite ville de Metz.

---

*Détail de ce qu'on a remarqué à l'ouverture de Madame la Comtesse de ***, âgée de 50 ans, par M. BAGARD.*

7. IL y avoit épanchement de sérosités dans le bas-ventre, à la quantité de deux ou trois pintes, qui a paru tout récent; puisque trois jours avant sa mort, on n'avoit apperçu aucune fluctuation.

L'estomac étoit déplacé & tout-à-fait porté vers l'hypocondre gauche: son fond, du côté du pylore, étoit affecté d'un skirre de la grosseur au moins de deux points; ce skirre nous a paru ancien, & devenu carcinomateux, abcédé & ulceré dans toute sa substance.

Son volume étoit d'une pesanteur si considérable, qu'il avoit entraîné l'estomac jusques dans la région lombaire, vers le rein gauche, & avoit obligé le pylore à changer de ſituation, de direction, avoit même étranglé ſon diametre.

L'eſtomac ne s'eſt que peu rétréci par cette tumeur, qui occupoit cependant une grande étendue par ſon volume qui étoit plus externe qu'interne.

Ce skirre avoit dans ſa ſuperficie extérieure d'autres petites tumeurs, inégales dans ſa partie moyenne. Il étoit rempli d'une matiere blancheâtre, grumeleuſe, aſſez ſemblable à des chairs pourries & baveuſes. Sa partie poſtérieure & inférieure étoit ſoudée avec le pancréas qui s'eſt trouvé totalement pourri, ulcéré, ſans forme & ſans conſiſtance.

De ce carcinome s'étoit échappé, peu de jours avant la mort, une matiere purulente qui s'étoit dépoſée dans la cavité du baſſin, à la quantité d'environ une chopine, & qui avoit communiqué aux ſéroſités extravaſées dans le bas-ventre, une teinture verdâtre & laiteuſe.

Ce carcinome avoit auſſi une adhérence au bord du grand lobe du foye, qui s'eſt trouvé ulcéré dans cette partie. Il étoit encore ſoudé avec la plus grande partie des viſceres voiſins, dont on n'a pu le ſéparer qu'avec peine; & nonobſtant les matieres qui s'en étoient échappées, il reſtoit dur, rémittent, & ne cédoit aucunement à la compreſſion. Cette tumeur étoit placée immédiatement ſur l'artere aorte & la cœliaque. Dans ſa partie moyenne droite, & dans ſa partie gauche, ſur l'émulgente gauche, la ſplenique & la meſentrique ſupérieure. Ces arteres devoient communiquer leur battement à toute la tumeur qu'on auroit ſoupçonnée d'anévriſmale du vivant de la malade, ſi d'ailleurs elle en avoit eu le caractere.

Les glandes lombaires étoient obſtruées, skirreuſes, & leur volume étoit ſi conſidérablement augmenté, qu'elles reſſembloient à de petits œufs.

Au reſte, les viſceresqui ne ſe ſont pas trouvés compliqués avec la tumeur, étoient dans leur état naturel.

Obſervation ſur une Paralyſie guérie par une fievre putride ; par M. HARMAN, Médecin du Roi à Marſal.

8. MONSIEUR Laurent, Syndic de cette Ville, faiſant travailler aux chauſſées, fut frappé d'un coup de ſoleil qui lui occaſionna une grande fievre & une douleur de tête exceſſive : elle ſe termina par une paralyſie de la moitié du corps. On employa inutilement à cette occaſion tous les remedes poſſibles ; les eaux de Plompieres même n'eurent aucun ſuccès : ce que l'on put obtenir, eſt qu'il marchoit en traînant la jambe droite, le bras

ſeul aidoit à le ſoutenir ; mais il n'étoit pas en état de ſigner ſon nom. Il étoit depuis deux ans dans cette ſituation, lorſqu'il lui ſurvint une fievre putride maligne qui exerça toute ſa fureur. Il vomit des vers, il eut une frénéſie ſi violente, qu'on n'en attendoit que la mort. La maladie tourna cependant bien différemment ; car les remedes ayant calmé le tranſport, cet homme ſe trouva, non-ſeulement guéri de ſa maladie, mais la Paralyſie diſparut entierement; de façon que trois ou quatre jours après, il commença à marcher & à écrire, comme avant ſes accidens. Quelques années après, il fut attaqué du pourpre ſcorbutique, qui a duré près de dix-huit mois ; ce qui le réduiſit dans une éthiſie de laquelle il mourut...... Sa femme à qui il avoit communiqué ce pourpre ſcorbutique, en eſt morte hydropique, après en avoir été marquée près d'un an. C'eſt la cinquieme perſonne que je vois attaquée de cette maladie.

OBSERVATION ANATOMIQUE,

Sur une tumeur skirro-carcinomateuſe au coude de l'éſophage ; par M. BAGARD, *Préſident du College Royal des Médecins de Nancy, Chevalier de l'Ordre de S. Michel.*

9. UNE Dame âgée de trente-deux ans, ſaine, ſanguine, d'un embonboint floriſſant, & qui avoit déjà eu pluſieurs enfans ; ayant mangé à ſon dîner, avec une ſorte de voracité, un pigeon rond, avala inconſidérément une partie de l'os de la cuiſſe, qu'elle avoit caſſé entre ſes dents : dans l'inſtant elle ſortit précipitamment de table, en ſe plaignant avec des cris effrayans, qu'elle reſſentoit une douleur très-vive dans l'eſtomac, ou au-deſſus, qui fut bientôt ſuivie de foibleſſes, de vomiſſemens avec des efforts violens, de ſuffocations & d'un hocquet fréquent.

On ſecourut cette Dame en lui donnant ſouvent de l'eau chaude, du thé, du bouillon léger, & de l'huile d'amandes-douces pendant vingt-quatre heures. Les douleurs ſe calmerent, & le vomiſſement ayant ceſſé, cette Dame ſe perſuada qu'elle avoit rendu cette portion d'os qui avoit occaſionné des accidens auſſi fâcheux. Cependant elle reſſentoit toujours une impreſſion douloureuſe au-deſſus de l'orifice ſupérieur de l'eſtomac, en ſe plaignant qu'elle y avoit comme une bleſſure.

Cette ſenſibilité ayant augmenté, ſurtout lorſqu'elle avoit pris des alimens ou de la boiſſon ; & les vomiſſemens étant ſurvenus, elle conſulta ſon Médecin, qui conſidéra cette maladie comme une cardialgie, occaſionnée par l'effet & la ſuite des chagrins que cette Dame avoit eſſuyés ; & ſoupçonnant une congeſtion de bile réſineuſe dans l'eſtomac & les premieres voyes, il conſeilla l'hypecacuana, les purgatifs, les lavemens, des demi-bains, enſuite des amers, l'acier, &c. dont elle fit uſage pendant trois ſemaines, ſans ſuccès, ce qui détermina ſon conſeil de l'envoyer aux eaux de Plombieres ; mais elle ne put ſoutenir les eaux volatiles, ni les bains.

A ſon retour, ſon état devint plus fâcheux ; elle ne ſoutint plus aucuns alimens, ni ſolides, ni liquides ; à peine ſéjournoient-ils un inſtant dans l'eſtomac que le vomiſſement les rapportoit ; la faim, la ſoif dévoroient la malade, la maigreur devint conſidérable par le défaut de nourriture ; & peu de temps après celle qu'elle eſſayoit de prendre, comme l'eau, le bouillon, la gelée de viande, l'huile même, ne paſſoit pas juſques dans la cavité de l'eſtomac, tout remontoit avec de grandes douleurs ; enfin au bout de quinze mois de maladie, ſans fievre, elle mourut ; & je demandai la permiſſion de faire ouvrir ſon corps : voici ce qui a été obſervé. La maigreur univerſelle étoit ſi grande, que les chairs & les muſcles étoient généralement fondus, enſorte que le corps de cette dame, qui peſoit 160 livres & plus avant ſon accident, ne peſoit, après ſa mort, que 27 livres ; ce n'étoit plus qu'un ſquelette recouvert de la peau.

La peau & les tégumens du bas-ventre, étoient comme collés ſur les vertebres des lombes ; avant ſa mort on palpoit le mouvement de l'artere aorte, en appliquant les doigts ſur la région ombilicale : l'élévation du ſternum & des fauſſes côtes, celle des os des îles, de l'iſchion & du pubis, formoient un baſſin oblong, dans lequel on auroit pû loger ſur la peau, la quantité de ſix pintes d'eau. Les tégumens ayant été enlevés, & le ſternum ſéparé d'avec les côtes, les poumons & le cœur ſe ſont trouvés émaciés à proportion du corps ; cependant ils ont paru ſains & avec leurs couleurs naturelles.

Ayant écarté les poumons, la trachée artere & le cœur, pour reconnoître à découvert l'œſophage, depuis le pharynx juſqu'à ſon coude, qui aboutit à l'orifice ſupérieur de l'eſtomac, où j'avois eſtimé dans les conſultations qui ont été faites, que réſidoit la cauſe & le ſiege de la maladie, nous remarquâmes que l'œſophage étoit rouge extérieurement & intérieurement, & que ſon calibre étoit conſidérablement diminué.

A deux doigts de l'orifice gauche de l'eſtomac, nous découvrîmes une tumeur ſchirro-carcinomateuſe au coude de l'œſophage, de la groſſeur d'un petit œuf, & de l'épaiſſeur d'un demi-pouce dans ſa circonférence, rempliſſant & occupant toute la cavité dans cet endroit, & qui s'étendoit juſqu'à l'orifice de ce viſcere, dans lequel une petite portion de ladite tumeur pénétroit; une injection faite par l'œſophage ne put traverſer la tumeur; la capacité de l'eſtomac étoit tellement diminuée, ainſi que ſon épaiſſeur, qu'il reſſembloit plutôt à un inteſtin grêle, qu'à ce viſcere; ſa tunique interne étoit toute froncée & rouge; il s'y étoit formé par ſon rétréciſſement, des chairs & des brides reſſemblantes à des vers.

Le foye, la rate, la matrice nous ont paru dans un état naturel, à l'émaciation près, ſans aucune dureté dans les viſceres, ni dans les glandes meſentériques. L'épiploon étoit auſſi mince qu'une toile d'araignée.

Les plus groſſes veines & arteres ayant été ouvertes, il ne s'y eſt trouvé preſque point de ſang; douze heures après ſa mort, il avoit encore de la fluidité, & il étoit noir comme de l'encre; on pourroit preſque aſſurer qu'il n'en reſtoit pas trois livres.

Il réſulte de cette obſervation, que cette

tumeur ſchirro-carcinomateuſe, parvenue à un certain point, étoit devenue indeſtructible; que cette dame étoit deſtinée à une mort inévitable, par la fonte totale & l'épuiſement de la machine, occaſionnés par la privation longue de nourriture, & par la conſomption du corps.

Il eſt encore évident que l'os de la cuiſſe du pigeon que cette dame avala précipitamment, étant deſcendu dans l'œſophage, s'arrêta tranſverſalement à ſon coude; que les pointes de cet os s'étant fichées dans la tunique interne & le parois de ce canal, produiſirent une ſolution de continuité dans cet endroit, & de-là la naiſſance de la tumeur.

Il eſt certain auſſi que les efforts que fit cette dame pour rendre l'os deſcendu dans l'œſophage, le détacherent, & qu'il ſortit, ſoit par les vomiſſemens, ſoit en ſe précipitant dans l'eſtomac, puiſqu'on ne l'a pas découvert par l'ouverture de la tumeur; enfin, il n'eſt pas douteux que ſi cette portion d'os eût ſéjourné quelque-tems dans l'œſophage, elle y eût occaſionné par ſes pointes des douleurs très-vives, & une tumeur inflammatoire qui eût fait périr en peu de temps la malade.

Détail d'un Empyeme de pus, guéri après l'exfoliation d'une portion des vraies-côtes, par M. CAESTRYCK, *Chirurgien Aide-Major des Hôpitaux Militaires, & Chirurgien à Thionville.*

10. LE nommé Pierre Débonnaire, dit la Feuillade, âgé de 28 ans, Soldat au Bataillon de Milice de Provins, Compagnie de Grand-Pon, natif de Laval, vint à l'Hôpital militaire de Thionville, le cinq Juillet *1756*, attaqué d'une Pleurefie. Quelques-jours après, malgré tous les remedes que M. de Soubercaze lui ordonna avec toute la prudence & la fagacité poffibles, le malade cracha du pus mêlé d'un peu de fang, il lui étoit même impoffible de fe coucher fur le côté oppofé. Ces accidens nous déterminerent à examiner l'endroit dont le malade fe plaignoit; c'étoit vers la mammelle droite. Nous y reconnûmes en effet une tumeur emphifemateufe affez confidérable, avec fluctuation bien fenfible; nous remarquâmes même à la partie moyenne du fternum plufieurs cicatrices anciennes, qui nous obligerent de demander au malade d'où elles provenoient & qu'elles étoient les maladies qu'il avoit eues précédemment. Il nous dit qu'en *1751*, vers Pâques, il avoit eu une pareille maladie;

die ;) qu'après avoir été saigné quatre fois, il avoit paru une tumeur, & qu'un Paysan en avoit fait l'ouverture avec un rasoir, dans l'endroit des susdites cicatrices, dont il étoit sorti beaucoup de pus ; que la playe avoit suppuré pendant long-temps ; qu'il y avoit appliqué de l'onguent qu'on lui avoit donné ; & que l'année suivante, à-peu-près dans le même temps, il avoit eu une semblable oppression avec fievre, &c. qu'il s'étoit formé à l'endroit de ces cicatrices deux ou trois ouvertures qui avoient aussi suppuré long-temps ; & que depuis ce temps, jusqu'au jour où il étoit entré dans cet Hôpital, il s'étoit assez bien porté, & avoit vaqué à ses occupations ordinaires.

3° Comme le malade périclitoit & demandoit un prompt secours, on se détermina à lui faire l'opération de l'Empyeme dans cet endroit indiqué par la nature. Conséquemment M. Millerer, Chirurgien Major en survivance, ayant fait une incision longitudinale aux tégumens, le pus sortit en abondance, ainsi que l'air avec sifflement ; preuve que le poumon étoit ouvert, que l'abscès intéressoit sa substance ; le pus cependant étoit épais & de bonne qualité. L'ouverture des muscles intercostaux fut trouvée toute faite par le pus qui les avoit rongés : M. Milleret la jugea suffisante, & pansa la playe selon l'art. On fit des injections détersives & vulnéraires ; on réitéra les pansemens deux fois par jour ; & à chaque pansement, on facilitoit l'écoulement du pus, en faisant pancher la tête & la poitrine du malade hors du lit : par cette situation on favorisoit la sortie du pus avant & après les injections. La fievre étoit violente ; aussi le malade fut-il saigné deux fois le jour de l'opération, autant le lendemain & une fois chacun des deux jours suivans ; il fut assez prudent & observa strictement le régime qu'on lui prescrivit : les remedes internes étoient une tisanne becchique & vulnéraire & un lock pectoral. Quelques jours après l'opération, il survint au malade, du même côté, un œdeme aux tégumens de l'abdomen ; & cet œdeme fit un tel progrès, qu'en peu de jours il gagna, non-seulement toute l'étendue du ventre & de la poitrine, mais encore le visage & les extrêmités tant supérieures qu'inférieures. En conséquence de la leucophlegmatie, on prit le parti de rendre sa tisanne apéritive, & de le purger tous les deux ou trois jours avec de la manne & du sel de Glauber. Le 10 Août au soir, comme je pansois le malade, j'apperçus un corps étranger qui se présentoit à l'ouverture. Je pris mes pinces à anneaux pour m'en saisir, mais il m'échappa. Je fis changer au malade de situation, pour voir si dans les différens mouvemens qu'il feroit, ce corps étranger ne reparoîtroit pas ; mais ces précautions furent inutiles. Je me servis donc, pour le rapprocher de la playe, d'une sonde pour la poitrine, ce qui me réussit; car à l'aide de mes pinces, je saisis ce corps étranger par une de ces extrêmités, & je le tirai hors de la poitrine. Après l'avoir examiné, je trouvai que c'étoit une portion osseuse, qui provenoit de l'exfoliation de la quatrieme ou cinquieme des vraies-côtes: elle étoit de la longueur de deux pouces; son extrêmité la plus large avoit quatre lignes, la plus étroite deux lignes, sur une ligne d'épaisseur. Depuis l'extraction de ce corps étranger, le malade fut toujours de mieux en mieux; il continua un régime très-rigoureux: il fit usage de doux purgatifs souvent répétés: en un mot, tous les accidens disparurent en peu de temps. La suppuration ayant aussi diminuée par dégrés, mit bientôt le malade en état de faire usage du lait de vache, qu'il a continué jusqu'au jour qu'il sortit de l'Hôpital; c'est-à-dire, le trente Octobre dernier: l'on craignoit que la playe ne restât fistuleuse, mais elle s'est parfaitement cicatrisée à la fin de Septembre. Le malade, avant sa sortie de l'Hôpital, respiroit aisément, ne toussoit plus, se couchoit sur l'un ou sur l'autre côté; en un mot, étoit dans son embonpoint, & ses forces ordinaires.

On ne devroit pas, à strictement parler, donner le nom d'Empyeme à la maladie que je viens de détailler, quoique les Auteurs ayent appellé Empyeme tout séjour contre nature de quelque liquide enfermé dans la poitrine ; cependant comme ce liquide peut être ou épanché sur le diaphragme, ou bien contenu dans une espece de Kiste, de façon qu'il ne pese pas sur le diaphragme, je suis du sentiment de quelques Modernes qui croyent qu'il est plus à propos de réserver le mot d'Empyeme pour le cas où il y a épanchement sur le diaphragme.

Le malade dont il vient d'être question, nous a dit n'avoir jamais reçu de coups à la poitrine, ni fait des chûtes sur cette partie ; d'où il est aisé de conclure que le dépôt & la carie furent la suite d'une inflammation à la poitrine qui s'est terminée par la suppuration.

OBSERVATIONS DE M. DORON,

Docteur en Médecine, exerçant à S. Didier, adressées au Docteur MARQUET.

PREMIERE OBSERVATION.

Un jeune homme de Provencere, village situé à trois lieues de S. Diet, âgé d'environ vingt ans, d'un tempérament d'athlete, eut une fievre continue, qui fit craindre pour ses jours jusqu'au quatorzieme jour de sa maladie, jour auquel une sueur bénigne fit naître une heureuse crise, l'espérance d'une guérifon prochaine ; mais, chofe étrange, c'eft que depuis le quatorzieme jufqu'au vingtieme jour, le malade ne fua plus que par les dix doigts de la main, qui comme dix gouttieres donnoient, fans tarir, chacun une goutte de fueur : bien plus, il rendoit, en forme de diftillation, par fes dix doigts, dans une écuelle adaptée, tous les bouillons à la même quantité qu'il les avoit pris ; j'eus la curiofité de goutter les bouillons diftillés par un fi bizarre alambic, je les trouvai un peu plus falés & un peu plus dégraiffés qu'ils n'étoient avant qu'il les eût pris. Cette merveilleufe évacuation dura jufqu'à ce qu'une légere médecine en eût changé le cours extraordinaire. A S. Diet, le 16 Septembre. *Signé*, DARAN, Docteur en Médecine.

DEUXIEME OBSERVATION.

UNE femme de village de Voire, fitué à une lieue & demie de S. Diet, fur la route de Nancy, âgée d'environ trente-trois ans, quoique Payfanne, d'un tempérament délicat, mere de quatre enfans, m'envoya chercher pour la guérir d'une perte de fang qu'elle avoit depuis huit mois, tantôt plus, tantôt moins abondante, mais fans difcontinuation. Je la trouvai fans fievre, mais dans un épuifement total de forces, tant par cette excefſive évacuation que par la quantité des remedes que lui avoit fait prendre une charlatane.

Les indications qui me parurent à remplir, étoient de changer la pente que le ſang avoit vers les parties inférieures, de rendre l'élaſticité aux vaiſſeaux, de la conſiſtance & du baume aux humeurs.

Pour remplir la premiere, la ſaignée du bras, s'offroit naturellement; mais la foibleſſe de la malade, jointe à ſa répugnance pour cette opération, m'en fit abandonner l'uſage; à la place, je lui fis prendre de la tiſanne ſuivante deux verres le matin, à deux heures de diſtance l'un de l'autre, & un troiſieme verre à trois heures après midi.

Prenez caſſe récemment extraite, tamarin gras, de chacun une once; nître dépuré un gros, herbes Carminatives une pincée, de la régliſſe pour édulcorer, ſuffiſante quantité; un petit morceau de canelle, uniquement pour aromatiſer; faites cuire le tout dans une ſuffiſante quantité d'eau, ſur une pinte de la colature; ajoutez deux onces de manne pour une potion.

Comme la malade étoit conſtipée depuis pluſieurs jours, j'eus ſoin, préalablement, de lui faire prendre un lavement compoſé ſimple ment d'eau de fontaine, d'une poignée de ſon, & deux cuillerées de miel.

Elle prenoit auſſi pour boiſſon, de temps

en temps, un verre de citronelle & la moitié de la dose du julep suivant :

Prenez eau de plantain deux onces, syrop de limon & de diacode, de chacun une once; mêlez le tout & faites un julep : elle prenoit l'autre partie du julep pendant la nuit; en cas que la premiere partie ne lui suffît pas pour rappeller le sommeil, je lui faisois prendre du bon bouillon & un peu de gelée de corne de cerf de temps en temps.

Par cette méthode si simple, j'arrêtai dans six ou sept jours la perte de huit mois : elle m'a pareillement réussi pour la guérison de plusieurs autres pertes auxqu'elles n'avoient pu servir de digues mille formules de poudres absorbantes & astringentes, qui bien qu'incorporées avec des syrops & des eaux appropriées, ne peuvent gueres produire dans l'estomac, qu'un mastic lourd & pesant, incapable d'aucun salutaire effet; mais voici le surprenant de l'observation.

Je questionnai la malade pour savoir si elle n'étoit pas enceinte ; elle me nia le fait & se mit à rire, n'ayant eu commerce avec aucun homme depuis huit mois ; cependant la malade accoucha cinq semaines après, d'un enfant qui se portoit bien : il est probable que la perte a commencé au moment de la conception. A Saint Diet, le 16 Octobre 1754. *Signé*, DORON.

FIN.

APPROBATION.

J'AI lû par ordre de Monſeigneur le Chancelier, un Manuſcrit qui a pour titre : *Traité de l'Hydropiſie & de la Jauniſſe, par M.* BUCHOZ, dans lequel je n'ai rien trouvé qui puiſſe en empêcher l'impreſſion. A Paris, ce 3 Février 1769.

LASSONE.

PRIVILÉGE DU ROI.

LOUIS, par la grace de Dieu, Roi de France & de Navarre : A nos amés & féaux Conſeillers les Gens tenans nos Cours de Parlement, Maîtres des Requêtes ordinaires de notre Hôtel, Grand Conſeil, Prevôt de Paris, Baillifs, Senéchaux, leurs Lieutenants Civils & autres nos Juſticiers qu'il appartiendra : SALUT. Notre amé le Sieur BUCHOZ, Médecin, Nous a fait expoſer qu'il déſireroit faire imprimer & donner au Public ; un *Traité ſur l'Hydropiſie & la Jauniſſe* : S'il Nous plaiſoit lui accorder nos Lettres de Permiſſion pour ce néceſſaires. A ces cauſes, voulant favorablement traiter l'Expoſant, Nous lui avons permis & permettons par ces Préſentes, de faire imprimer ledit Ouvrage autant de fois que bon lui ſemblera, & de le faire vendre & débiter par tout notre Royaume, pendant le tems de trois années conſécutives, à compter du jour de la date des Préſentes. Faiſons défenſes à tous Imprimeurs, Libraires & autres perſonnes de quelque qualité & condition qu'elles ſoient, d'en introduire d'impreſſion étrangere dans aucun lieu de notre obéiſſance : à la charge que ces Présentes seront enregistrées tout au long sur le Registre de la Communauté des Imprimeurs & Libraires de Paris, dans trois mois de la date d'icelles; que l'impression dudit Ouvrage sera faite dans notre Royaume, & non ailleurs, en beau papier & beaux caracteres, que l'Impétrant se conformera en tout aux Réglemens de la Librairie; & notamment à celui du 10 Avril 1725, à peine de déchéance de la présente Permission; qu'avant de l'exposer en vente, le Manuscrit qui aura servi de copie à l'impression dudit Ouvrage, sera remis dans le même état où l'Approbation y aura été donnée, ès mains de notre très-cher & féal Chevalier, Chancelier Garde-des-Sceaux de France, le Sieur DE MAUPEOU: qu'il en sera ensuite remis deux Exemplaires dans notre Bibliothéque publique, un dans celle de notre Château du Louvre & un dans celle dudit Sieur DE MAUPEOU: le tout à peine de nullité des Présentes: Du contenu desquelles vous mandons & enjoignons de faire jouir ledit Exposant & ses ayans-cause, pleinement & paisiblement, sans souffrir qu'il leur soit fait aucun trouble ou empêchement: Voulons qu'à la copie des Présentes, qui sera imprimée tout au long au commencement ou à la fin dudit Ouvrage, foi soit ajoûtée comme à l'original. Commandons au premier notre Huissier ou Sergent sur ce requis, de faire pour l'exécution d'icelles tous Actes requis & nécessaires, sans demander autre permission, & nonobstant clameur de Haro, Charte Normande, & Lettres à ce contraires. Car tel est notre plaisir. Donné à Paris, le quinziéme jour du mois de Mars, l'an de grace mil sept cent soixante-neuf, & de notre regne le cinquante-quatriéme. Par le Roi en son Conseil.

LE BEGUE.

J'ai cedé à M. Humblot la Permission que j'ai obtenue, concernant le Traité sur l'Hydropisie & la Jaunisse, *suivant les conventions faites entre nous. A Paris ce 20 Mars 1769.*

BUCHOZ.

Registré la présente Permission, & ensemble la cession, sur le Registre XVII. de la Chambre Royale & Syndicale des Libraires & Imprimeurs de Paris, Num. 484. Fol. 630 conformément au Réglement de 1723. A Paris, le 22 Mars 1769.

BRIASSON, Syndic.

www.ingramcontent.com/pod-product-compliance
Ingram Content Group UK Ltd.
Pitfield, Milton Keynes, MK11 3LW, UK
UKHW021142260726
13994UKWH00001B/266